肿瘤化疗患者症状管理

主　编　何瑞仙
副主编　苏伟才
编　者（按姓氏笔画排序）
王　艳　中国医学科学院肿瘤医院内科
王延风　中国医学科学院肿瘤医院综合科
王佳玉　中国医学科学院肿瘤医院内科
邢镨元　中国医学科学院肿瘤医院内科
刘　妍　中国医学科学院肿瘤医院放射治疗科
刘雨桃　中国医学科学院肿瘤医院内科
苏伟才　中国医学科学院肿瘤医院内科
何瑞仙　中国医学科学院肿瘤医院护理部
张彦新　中国医学科学院肿瘤医院内科
张淑香　中国医学科学院肿瘤医院内科
姜志超　中国医学科学院肿瘤医院内科
桂　琳　中国医学科学院肿瘤医院内科
梅志红　中国医学科学院肿瘤医院内科
樊　英　中国医学科学院肿瘤医院内科

人民卫生出版社
·北京·

版权所有,侵权必究!

图书在版编目(CIP)数据

肿瘤化疗患者症状管理/何瑞仙主编. —北京:人民卫生出版社,2020.7(2021.4重印)

ISBN 978-7-117-30187-9

Ⅰ.①肿… Ⅱ.①何… Ⅲ.①肿瘤-药物疗法 Ⅳ.①R730.53

中国版本图书馆 CIP 数据核字(2020)第 116855 号

人卫智网	www.ipmph.com	医学教育、学术、考试、健康,购书智慧智能综合服务平台
人卫官网	www.pmph.com	人卫官方资讯发布平台

肿瘤化疗患者症状管理
Zhongliu Hualiao Huanzhe Zhengzhuang Guanli

主　　编:何瑞仙
出版发行:人民卫生出版社(中继线 010–59780011)
地　　址:北京市朝阳区潘家园南里 19 号
邮　　编:100021
E - mail:pmph@pmph.com
购书热线:010-59787592　010-59787584　010-65264830
印　　刷:三河市潮河印业有限公司
经　　销:新华书店
开　　本:787×1092　1/32　印张:6
字　　数:114 千字
版　　次:2020 年 7 月第 1 版
印　　次:2021 年 4 月第 2 次印刷
标准书号:ISBN 978-7-117-30187-9
定　　价:38.00 元

打击盗版举报电话:010-59787491　E-mail:WQ@pmph.com
质量问题联系电话:010-59787234　E-mail:zhiliang@pmph.com

序

　　护理学在肿瘤多学科综合治疗中是一个重要组成部分。1999年,由我国肿瘤学前辈张蕙兰、陈荣秀主编的《肿瘤护理学》为这一领域内的经典著作,是临床医护人员的必读参考书。

　　随着时代的发展,特别是世界卫生组织在2006年正式确定恶性肿瘤为可控慢性疾病以来,肿瘤内科治疗有了飞跃的发展,成为当前最活跃的领域,是与手术、放射治疗并列的重要治疗手段之一。内科治疗的内涵也越来越丰富,包括化学治疗、内分泌治疗、靶向治疗和发展迅速的免疫治疗,在临床实施中如何避免或减轻可能的不良反应成为重要的一环。

　　症状管理是临床诊疗的基石,尤其是对慢性疾病的患者。癌症由于其病因复杂、危险因素多、病程长且远比人们想象中更常见等特点,近年来已被列入慢性病处理的范畴。当前,对于癌症患者症状的管理尤为重要。

　　虽然目前已有众多手段缓解患者化疗期间的症状,但仍有患者在化疗期间及化疗后会出现不同程度的恶心/呕吐、厌食、骨髓抑制、脱发、手足麻木等症状。另外,癌症患者的心理状况也值得关注,部分患者会伴随焦虑、抑郁等心理问题,大部分的患者都伴有睡眠障碍。关心患者的"思想问题"是肿瘤护理独特和不可或缺的内容。

随着责任制整体护理工作模式的推进,临床护理工作者开始关注症状管理。首先,需要分清有的患者一部分症状是由疾病本身造成的,如疲乏、疼痛、呼吸困难、便秘、腹泻等;另一部分是由治疗导致的。

针对症状管理已经或正在开展很多研究,目前取得了一些成果,在一定程度上减轻了患者的精神负担和临床症状,使得多学科治疗顺利完成。

由于地区和城乡临床肿瘤学与护理学的发展水平的差异,目前不同地区的医院对患者症状管理的实践还存在较大差距,尚未达到标准化管理。为了实现患者症状管理的标准化,必须提升广大临床护理工作者对症状管理的理论知识水平和操作能力,熟悉症状的发生机制、处理原则以及护理管理措施,并跟进与落实健康教育和出院患者随访。

我希望由何瑞仙主任编写的《肿瘤化疗患者常见症状管理》一书能够帮助我国广大护理人员了解症状管理的理论知识,提高临床症状管理能力;通过进一步提高护士有效的管理水平,减轻患者症状,提高患者治疗期间的舒适感,从而协助患者顺利完成不同阶段的治疗计划,提高常见肿瘤的治愈率,为构筑"健康中国2030"的宏伟目标作出重要贡献。

孙 燕
2020年元月

前 言

在我国,受生活方式、生活环境的变化和生存压力增大等各种客观因素的影响,癌症的发病率不断上升。美国 Cancer 杂志数据显示,2018 年全球约有 1 810 万癌症新发病例和 960 万癌症死亡病例,中国新增病例数在其中占 380.4 万例、死亡病例数占 229.6 万例。癌症已经成为我国非自然死亡人口中的主要原因之一,并且造成了沉重的疾病负担。

现阶段,肿瘤的临床治疗主要是通过手术切除和/或放射治疗、化学治疗三大手段开展。化学治疗(简称化疗)是治疗癌症的重要手段之一,通过使用化学治疗药物全身治疗的手段,达到杀灭癌细胞的目的。无论采用什么途径给药(口服、静脉和体腔给药等),化疗药物都会随着血液循环遍布全身的绝大部分器官和组织。因此,对一些有全身播散倾向的肿瘤及已经转移的中晚期肿瘤,化疗是主要的治疗手段。然而,化疗药物为细胞毒药物,或多或少会出现一些毒副作用,可能会引发患者出现相应的化疗相关症状,如恶心/呕吐、便秘、疼痛、脱发等,对治疗本身及预后效果会产生一定影响,并增加患者的痛苦,降低生活质量,严重的甚至可能危及生命。因此,在肿瘤化疗患者治疗过程中,应高度关注

前 言

并管理患者的化疗相关症状,这对减轻患者的痛苦、提高生活质量至关重要。

本书以肿瘤化疗患者常见症状为突破口,参考美国国家综合癌症网络(National Comprehensive Cancer Network,NCCN)发布的肿瘤临床实践指南,汲取了近年来国内外相关文献中先进的内容和编写方式,结合临床工作实践,从化疗相关症状的定义、发病机制、相关因素以及症状的评估与筛查、相关治疗原则和护理要点进行介绍,以充分地体现护理学科的专业特点,反映当前肿瘤护理的发展状况,特别是症状管理发展的前沿。

非常荣幸请孙燕院士为本书作序,本书由从事多年肿瘤治疗、护理工作的医护人员精心编写而成,是目前国内肿瘤化疗患者常见症状护理中内容较为全面的指导材料,可以供医院专业人员借鉴及有一定文化水平的患者使用。书中不足之处,欢迎广大读者批评、指正!

何瑞仙
2020年元月

目 录

第一部分　症状管理总论 ……………………… 1

第二部分　化疗患者常见症状管理 ……………… 7
 Ⅰ. 骨髓抑制 ……………………………………… 7
 Ⅱ. 恶心与呕吐 …………………………………… 16
 Ⅲ. 疼痛 …………………………………………… 30
 Ⅳ. 疲乏 …………………………………………… 47
 Ⅴ. 食欲缺乏 ……………………………………… 58
 Ⅵ. 便秘 …………………………………………… 68
 Ⅶ. 腹泻 …………………………………………… 81
 Ⅷ. 苦恼、焦虑与抑郁 …………………………… 90
 Ⅸ. 睡眠障碍 ……………………………………… 103
 Ⅹ. 周围神经毒性 ………………………………… 112
 Ⅺ. 呼吸困难 ……………………………………… 123
 Ⅻ. 脱发 …………………………………………… 134
 ⅩⅢ. 认知障碍 …………………………………… 140
 ⅩⅣ. 化疗诱导性闭经 …………………………… 151
 ⅩⅤ. 性功能障碍 ………………………………… 159

参考文献 ………………………………………… 168

第一部分

症状管理总论

一、症状管理的定义及内涵

症状管理是指为提高患有严重疾病或危及生命疾病患者的生活质量所提供的照护。有效的症状管理能够预防或尽早干预疾病与治疗带来的不良反应以及心理、社会和精神问题,这些与患者的生活质量、生存周期都密切相关。因此,规范、合理、有效地对症状进行管理,势在必行。

恶性肿瘤作为严重威胁人类生存和社会发展的重大疾病,已经成为全球最严重的公共卫生问题之一。随着肿瘤早期诊断和治疗技术的不断创新与改进,患者的生存率逐年提高,同时很多患者在疾病发展中面临着疾病本身和治疗带来的生理、心理症状,这些症状反映了个体生理功能、感知或认知的变化。

调查发现,80%的肿瘤患者有疲乏的症状,50%的肿瘤患者有中度至重度的疼痛症状,肿瘤化疗患者消化道症状发生率为95%,87.5%患者同时出现2种或更多症状,食欲减退、口干、恶心、呕吐、便秘的发生率也均大于40%。症状管理便是设法减轻和消除患者的症状所采取的一系列措施和方法。由于疼痛对肿瘤患者造成巨大的痛苦和恐惧,因而症状管理的研究是从控制疼痛开始的。

二、症状管理的原则

由于疾病或治疗相关因素,肿瘤患者常会同时出现多种症状,科学、合理的症状管理可以加强对症状的控制。对于肿瘤患者症状管理应当遵循以下原则:

1. **评估** 肿瘤患者的症状往往是同时存在、动态变化且症状之间存在复杂的联系,这就要求护理人员定期、持续地对患者进行评估,以及时了解症状的变化。Yates指出,对肿瘤患者的症状评估的主要内容包括:

(1)患者主诉症状:发生的频率、严重程度、影响及症状的指示意义。

(2)既往病史及症状发生的促使因素,包括疾病进展或治疗对多系统的影响及合并症等。

(3)医护人员应对患者症状的轻、重、缓、急进行排序,优先处理对患者目前影响最大的症状。尤其对晚期肿瘤患者来说,某种症状的出现可能提示疾病有进展或者有其他潜在的危险,需要了解症状出现的可能原因及指示意义,以便随时调整症状管理方案。

2. **采用针对性、个性化的综合管理方案** 肿瘤患者对症状及治疗的应对及适应方式往往受社会、文化及环境因素的影响,患者对症状及治疗主观反应的不同也影响其主诉。因此,应根据评估结果,针对患者个体制定针对性的综合管理方案。肿瘤患者症状的多重性也要求医护人员采用药物和非药物的综合管理方案,实现对患者的生理、心理、社会及精神的全方面照护。

3. **多学科合作与协调** 有效的团队协作及跨学科合作是新型症状管理模式的重要内容,不同学科、组织之间的有效交流有助于为患者提供最佳的症状管理方案。

4. **沟通** 医护人员与患者及照顾者及时、有效的沟通是症状管理的重要组成部分,沟通的目的是使患者及其照顾者积极地参与未来的照护计划和决策的制定。沟通时与患者及其照顾者进行讨论,明确患者及照顾者的喜好,针对患者及照顾者的需要提供特定的信息,了解患者的情绪状态及担心的事情,鼓励患者适当地抱有希望并鼓励患者提问。

5. **动态监测** 患者间存在个体差异,对治疗药物的反应可能也有所不同。随着疾病的进展,原有的症状可能加重,或者产生新的症状。在控制症状的同时,确定控制症状的最佳药物剂量;减少药物的不良反应,提高患者对药物使用的依从性;这些均建立在对治疗期间药物使用(尤其是用药初期)的连续性监测和调整的基础上。

三、症状管理与生活质量

症状的影响已不仅限于患者的主观感觉上,而且严重地影响着患者生活的诸多方面,使许多患者不能进行日常的活动或人际交往,甚至因行走能力减弱而需长期卧床,造成了患者情绪抑郁,缺乏生活乐趣,对工作造成的影响更为凸显。由于工作既是谋生的手段,也是人生价值的体现,当严重的症状对工作产生影响和阻碍时,会造成患者对自我价值的贬低,从而加重心理负担并进一步恶化心理及生理症状,影响其社会功能,对患者的生活质量产生负面影响。生活质量包含许多方面,它的概念框架是以健康的生理、心理和社会功能为基础,受疾病本身、相关治疗情况等多因素的影响,而症状是影响肿瘤患者生活质量最为重要的因素之一。因此,有效的症状管理在改善肿瘤患者生活质量中至关重要。作为医护人员,需要从肿瘤患者的健康管理和生存目标考虑,对肿瘤患者出现的症状予以关注和恰当的处理。对症状的管理在控制生理症状的同时,也要关注其心理和社会状况,诸如工作、生活乐趣、情绪、一般活动及与他人关系在内的总体生活质量的改善。

四、肿瘤患者症状管理的现状

随着医学的进步和发展,内科治疗的内涵也越来越丰富,包括化学治疗、内分泌治疗、靶向治疗和发展迅速的免疫治疗。在临床实施中如何避免或减轻可能的不良反应成为重要的一环,临床护理工作者开始关注症状管理。

1. 国内肿瘤患者症状管理现状　国内的症状管理已经起步,研究以探索肿瘤症状及其影响因素为主。对于疼痛的管理相对较为成熟,已经形成专家共识。目前,我国肿瘤患者症状管理的干预方法大多源于国外,也有部分干预方法结合了我国文化背景,在非药物干预方法的管理方面进行了探索和尝试,出台了规范化的教育培训资料,制定了相关的标准、指南,但总的来说,国内肿瘤患者症状管理在内容、方法、形式等方面都有待进一步完善。

2. **国外肿瘤患者症状管理现状** 国外对症状管理理论的研究开始较早,包括症状体验模型(symptom experience model,SEM)、症状管理理论(symptom management theory,SMT)、症状体验时间模型(symptom experience in time model,SETM)和不悦症状理论(unpleasant symptom theory,UST)等。SMT是从美国加利福尼亚大学圣弗朗西斯科症状管理模型发展而来,模型中症状管理由症状经历、症状管理策略、症状管理结果3个交互部分组成,模型的假设是有效的症状管理需要把3个组成部分都考虑在内。

美国国家综合癌症网络(National Comprehensive Cancer Network,NCCN)的生存指南为肿瘤生存者提供了一般性医疗保健和肿瘤及其治疗可能带来的长期和/或迟发不良反应管理的基本框架。指南为肿瘤本身和肿瘤治疗的常见后遗症提供筛查、评估和治疗建议,适用于为成年发病的肿瘤幸存者在治疗结束后提供医疗保健服务的专科和初级保健医务人员。

五、护士在肿瘤患者症状管理中的作用

护士在肿瘤患者症状管理中发挥着越来越重要的作用。她(他)们承担着症状筛查与评估工作,而对于症状的筛查和评估是症状管理的前提。目前,对于肿瘤患者常见症状有相应的筛查和评估的成熟量表,护士应了解筛查时机、评估时机和方法,以便及时发现并对症状进行干预。在评估基础上采取干预措施,协调各方面的关系以及对患者和家属的健康宣教和随访。护理干预从生理和心理方面对提高肿瘤患者的生活质量均取得了显著的效果。肿瘤专科护士提供的专科护理已经成为肿瘤患者症状管理、提高生活质量、提高患者和家属满意度的专业性服务。

第二部分

化疗患者常见症状管理

I. 骨髓抑制

【定义】

骨髓抑制是指骨髓中的中性粒细胞、巨核细胞和红细胞数目显著下降。

【发病机制】

正常情况下,骨髓内细胞的增殖、成熟和释放与外周血液中粒细胞的衰老死亡、破坏和排出呈相对恒定状态。某些抗肿瘤治疗会破坏这种平衡,即出现患者白细胞减少甚至全血细胞减少。化疗药物可作用于癌细胞增殖周期的不同环节,抑制 DNA 的分裂、增殖能力,从而起到治疗肿瘤的作用。但由于化疗药物缺乏选择性,在杀死大量肿瘤细胞的同时亦可杀伤正常骨髓细胞,尤其是对粒细胞系影响最大,从而出现骨髓抑制。化疗药物对骨髓的抑制为剂量限制毒性,常表现为白细胞(主要为中性粒细胞)减少,严重者呈全血细胞减少。随着化疗药物在肿瘤患者体内累积量的增加,其对骨髓的抑制作用也逐渐加重。

【相关因素】

1. 患者使用高剂量、高毒性的化疗药　骨髓抑制的程度与化疗药物的剂量以及化疗药的血液毒性呈明显的相关性,化疗药的种类和剂量可成为预测骨髓抑制发生与否的独立危险因素。化疗药物中,烷化剂、蒽环类、卡铂及盐酸吉西他滨具有较高的血液毒性,尤其盐酸吉西他滨对血小板的影响非常明显。

2. 恶性肿瘤骨转移　有研究显示,骨转移与化疗后骨髓抑制呈明显的相关性。其原因是骨髓转移对正常造血有一定的抑制作用,且发生骨转移的肿瘤通常已达晚期,患者在肿瘤治疗的过程中也已经接受过放疗或化疗,骨髓造血也受到一定的损害。

3. 化疗前白细胞水平低　化疗前白细胞水平低说明患者本身粒系造血有一定程度降低,化疗后更容易发生骨髓抑制。当然白细胞水平低的原因很多,也可能为接受放化疗后骨髓抑制期,或与恶性肿瘤骨转移有关。

4. KPS 评分 ≤ 60 分　患者较差的行为状态对骨髓抑制也有一定的预测作用。

5. 年龄　大量文献报道,高龄与骨髓抑制呈明显的相关性,这可能与老年患者较差的行为状态及合并其他心、脑血管疾病等慢性病,并且年龄偏大造成机体功能下降、骨髓造血功能减弱、对不良反应耐受性差等有关。

6. 肝、肾功能异常　异常的肝、肾功能与骨髓抑制有关,可能是与化疗药物代谢减慢、药物蓄积有关。

7. 其他合并症 研究提示,合并高血压、糖尿病等的患者发生骨髓抑制的风险高。

【筛查与评估】

(一)筛查

1. 白细胞

(1)在化疗周期开始时,患者中性粒细胞的计数情况。

(2)患者是否出现过具有发热性中性粒细胞减少症的病史。

(3)患者是否存在导致中性粒细胞减少的疾病。

(4)患者是否使用可导致高度骨髓抑制的化疗方案。

(5)患者是否存在肝肾功能不全,这有可能会导致化疗药物的代谢减慢和排泄减少,从而加重中性粒细胞的减少。

(6)患者是否有放疗史。

(7)肿瘤是否累及骨髓。

(8)患者是否存在蛋白质-热量不足的情况,这有可能会降低自身制造和修复被化疗破坏的细胞的能力。

(9)患者是否使用其他可能导致粒细胞减少的药物,如吩噻嗪类药物、利尿剂、免疫抑制剂等。

2. 红细胞

(1)通过实验室检查了解红细胞及血红蛋白情况。

(2)是否服用导致红细胞增殖减少的药物:

①已知的具有肾毒性的药物;②采用环磷酰胺(cyclophosphamide, CTX)、甲氨蝶呤和氟尿嘧啶(5-fluorouracil, 5-FU)联合治疗者;③使用抗微管药物(如紫杉类、长春碱类);④使用喜树碱类药物;⑤生物治疗;⑥已接受大剂量化疗的患者行干细胞移植或对骨髓增生活跃区域进行放疗者(如骨盆、胸骨等);⑦患者接受反复循环的骨髓抑制性化疗。

(3)肿瘤是否侵犯骨髓。

(4)是否存在之前的化疗或放疗导致骨髓纤维化。

(5)患者是否存在急性出血。

(6)患者的年龄。

(7)患者的营养状况。

(8)是否存在并发症,如心脏病史、慢性肺疾病、脑血管疾病等。

(9)是否使用特殊药物,如酒精、阿司匹林、抗惊厥药物、抗心律失常药物、口服避孕药、口服降糖药、抗生素、镇静剂等。

3. 血小板

(1)通过实验室检查了解血小板情况。

(2)患者是否正在进行骨髓抑制性化疗、放疗或放化疗。

(3)疾病是否侵犯到骨髓。

(4)患者是否存在弥散性血管内凝血。

(5)患者是否有伴随疾病,如肝硬化或者肝转移、糖尿病、感染、败血症、HIV、再生障碍性贫血。

(6)患者是否存在营养不良。

(7)患者是否服用已知影响血小板功能或生成

的药物治疗,如抗生素、抗凝药物、抗抑郁药物、阿司匹林、磺胺类药物等。

(8)患者是否存在肝或者脾变大或触诊时发现器官占位性肿大或破裂。

(9)患者是否有低血压或者心动过速。

(10)患者是否存在月经期延长或者月经量增加。

(二)评估

通过实验室检查了解白细胞及其分类细胞的计数情况。按照美国国家癌症研究所常见不良反应事件评价标准4.0版(CTCAE 4.0版)进行分级(表2-1)。除此之外,针对不同血细胞其评估要点各有侧重。

1. **白细胞**

(1)患者是否存在体温超过38℃。

(2)患者是否存在不同部位的感染症状,如腹痛、消化道黏膜炎或腹泻;呼吸道是否存在咳嗽、呼吸困难和呼吸音不清;泌尿道是否存在尿痛、尿频、血尿、尿浑浊;体内装置如PICC是否存在疼痛、水肿、溢液或局部硬结;皮肤黏膜是否存在皮肤发热、红肿等。

2. **红细胞** 患者是否存在活动无耐力、便秘、肠蠕动减慢、注意力集中困难、疲乏、嗜睡、心动过速、缺氧、自理困难头痛等症状。

3. **血小板**

(1)患者腰部、软腭、眼眉等处是否存在瘀点和瘀斑,提示软组织毛细血管出血。

(2)患者是否存在显性的出血,如鼻出血、齿龈出血、伤口出血、体腔出血或者现有管路周围出血。

（3）患者是否大便或尿液的隐形或者显性出血。

（4）患者是否有头痛。

表 2-1 CTCAE 4.0 版关于药物导致的血液不良反应的判定标准

不良反应	1级	2级	3级	4级	5级
贫血	血红蛋白<10.0g/dl~正常值下限	血红蛋白<8.0~10.0g/dl	血红蛋白<8.0g/dl；需要输血治疗	危及生命，需要紧急治疗	死亡
中性粒细胞计数降低	<1.5×10⁹/L~正常值下限	<(1.0~1.5)×10⁹/L	<(0.5~1.0)×10⁹/L	<0.5×10⁹/L	–
血小板计数降低	<75.0×10⁹/L~正常值下限	<(50.0~75.0)×10⁹/L	<(25.0~50.0)×10⁹/L	<25.0×10⁹/L	–
白细胞计数降低	<3.0×10⁹/L~正常值下限	<(2.0~3.0)×10⁹/L	<(1.0~2.0)×10⁹/L	<1.0×10⁹/L	–

【治疗原则】

1. 化疗药物引起中性粒细胞减少症的防治 细胞周期特异性化疗药物引起中性粒细胞减少的最低值一般出现在化疗后第7~14天，一般1周后可恢复；而细胞周期非特异性药物引起中性粒细最低值出现在化疗后第 10~14 天,第 10 天至 2 周后可恢复。I~II 度的中性粒细胞减少,一般不需要粒细胞集落刺激因子(granulocyte colony stimulating factor, G-CSF)的治疗,密切监测即可。当患者出现 III 度以上白细胞(WBC < 2.0g/L)或中性粒细胞减少(NEUT < 1.0g/L)时,需积极使用 G-CSF 支持,同时密切检测血常规,预防感染。如果患者骨髓抑制较深沉或出现中性粒细胞减少伴发热或感染时,更需要积极应用广谱抗生素,每日检测血常规、隔离消毒、口腔及感染灶护理等措施是必不可少的。此时,患者抵抗力低,食欲下降,易乏力、焦虑,情绪低沉,细致的心理护理可以帮助患者从这种困境中解脱出来,愉快地接受治疗。

2. **化疗引起贫血的治疗** 补充铁剂、增加蛋白质摄入,必要时输成分血或给予红细胞生成素治疗直至血红蛋白恢复。

3. **化疗药物引起血小板减少症的防治** 血小板 < 50×10^9/L 时,应减少活动,预防损伤,避免搬运重物,防治便秘;维持血压稳定,预防颅内出血;避免使用非甾体消炎药或含有阿司匹林的药物;尽量避免创伤性医疗操作,或操作后延长局部按压时间;必要时输注血小板;行血小板生成素(thrombopoietin, TPO)或白细胞介素 -11 治疗。

【症状护理】

1. 对患者进行必要的筛查和评估。
2. 对于白细胞降低的患者,遵医嘱给予药物治疗。加强医务人员手卫生,并协助患者做好个人卫生,培训良好的卫生习惯,经常洗手,减少人与人之间的病原体传播,做好保护性隔离,减少探视人员。

3. 注意饮食卫生,避免食用未蒸熟的肉类、海鲜、蛋类及未洗净的水果和蔬菜。

4. 保持口腔卫生,每日3~4次口腔护理,以便清除口腔内食物残渣,并观察口腔黏膜有无异常、牙龈有无红肿。若并发口腔黏膜感染,可遵医嘱使用漱口液或抗生素。

5. 注意保持肛周及会阴部卫生,每次便后清洗。

6. 保持良好排便习惯,预防性使用缓泻剂,防止大便干结致肛裂而造成肛周感染或者出血。

7. 有条件应安排患者住在层流病房,或增加病房消毒,严密监测体温。

8. 帮助患者确定贫血的潜在原因。

9. 出现贫血,患者会自觉疲乏,应多休息,但应该鼓励患者在床上休息时,缓慢改变体位,以避免体位性低血压继发的头晕。必要时可给予吸氧。遵医嘱使用药物或输血。

10. 加强饮食指导,增加含铁丰富的食物以提高饮食质量。

11. 避免服用阿司匹林等含乙酰水杨酸类的药物,注意监测出凝血时间。

12. 观察病情变化,遵医嘱给予相应药物治疗。血小板降低应注意预防出血,协助做好生活护理。嘱患者少活动、慢活动,防止外伤。密切观察出血症状,包括消化道出血,如果患者出现头痛、恶心等症状应考虑颅内出血,及时协助医生处理。

13. 女性患者在月经期间应注意出血的量和持续的时间,必要时使用药物推迟经期。

14. 注意保持皮肤黏膜的完整性,轻柔擤鼻涕,使用软毛牙刷。

【健康教育与随访】

1. 告知患者和家属骨髓抑制可能发生的时间以及发生骨髓抑制时可能出现的症状和体征,患者在出现发热、寒战、排尿困难、呼吸困难、呼吸道充血或痰多、疼痛时,及时医院就诊。

2. 注意个人卫生,注意饮食卫生,避免食用未蒸熟的肉类、海鲜、蛋类以及未洗净的水果和蔬菜。

3. 开窗通风,保持室内空气清新。

4. 出现骨髓抑制的患者出门应戴口罩,少去人群密集的地方,尽量减少逗留时间,避免接触流感和传染病患者。

5. 身体条件允许的情况下,鼓励患者保持一定量的活动水平。

6. 给予必要的营养支持。

7. 保护患者的皮肤和黏膜免受损伤,使用电动剃须刀,尽量减少侵入性操作。

8. 注意环境安全,使用防滑拖鞋或夜灯预防跌倒。

9. 告知患者必要的控制出血的措施,如压迫止血、使用冰块冰敷等措施。

II. 恶心与呕吐

【定义】

恶心是指胃部不适或者呕吐感。呕吐是指胃内的食物和液体呕吐而出。恶心甚至可以在没有想到食物的时候发生。即使没有吃任何东西,也是可以呕吐的,有时在呕吐之前并没有表现出恶心的症状。

化疗引起的恶心与呕吐分为:急性恶心、呕吐;延迟性恶心、呕吐;预期性恶心、呕吐。在化疗不良反应中,患者最为害怕。因此,评估患者发生恶心、呕吐尤为重要。

1. **急性恶心、呕吐** 是指发生于应用化疗药物后 24 小时以内发生的恶心、呕吐,多数发生在静脉给药后 1~2 小时。

2. **延迟性恶心、呕吐** 是指发生在给予化疗药物 24 小时甚至数日后的恶心、呕吐。

3. **预期性恶心、呕吐** 是条件反射,指经历过 1 或 2 个周期化疗的肿瘤患者,在下一次用药物之前所发生的恶心、呕吐。

【发生机制】

化疗所致的恶心、呕吐(chemotherapy-induced nausea and vomiting, CINV)是临床上最常见的不良反应之一,也是肿瘤患者最恐惧的不良反应之一,控制不好会严重影响患者的生活质量及接受治疗的依从性。有少部分患者还因为恐惧 CINV 而拒绝接受化疗,从而导致失去治疗的机会。CINV 的机制比较复杂,可能涉及的神经递质有 5-羟色胺(5-hydroxytryptamine,5-HT)、P 物质、多巴胺、组胺、阿片类、乙酰胆碱。目前临床比较明确的机制主要是:① 5-HT 参与的外周机制:化疗药物刺激胃和近段小肠黏膜,引起黏膜的损伤,从而引发胃肠黏膜上的嗜铬细胞释放 5-HT,5-HT 与内脏中游离的 5-HT 受体结合并产生神经冲动通过迷走神经传到大脑的呕吐中枢导致呕吐;②神经肽 P 物质调控的中枢机制:化疗药物及其代谢产物通过血液循环直接刺激位于第四脑室的化学感受器触发区(chemoreceptor trigger zone,CTZ),继而刺激呕吐中枢导致呕吐反应的发生,这一过程主要是由 P 物质和 NK-1 介导。

恶心的机制相较呕吐并不完全一致,参与的神经通路可能也不太一样,目前还没有非常明确的机制,但临床上对于化疗所致的恶心和呕吐通常都是同时进行防治的。正是由于介导 CINV 发生的神经递质很多,机制也比较复杂,故临床目前的止吐措施主要是联合使用多种不同机制的止吐药物。

【相关因素】

1. **性别** 女性患者比较容易产生焦虑、恐惧等不良情绪,因此女性患者比男性患者更易发生恶心、呕吐。

2. **年龄** 老年患者呕吐率较高,主要与患者的生理状况有关,老年人由于食管贲门括约肌松弛,食管排空时间延长,胃蠕动功能缓慢,胃内残留量增加,化疗时呕吐发生率高。年轻患者容易发生预期性恶心、呕吐,主要是年轻患者化疗强度大,容易产生恐惧心理。

3. **低酒精摄入者** 容易发生恶心、呕吐,这类患者在少量饮酒后引起头部神经痛、头晕、恶心、呕吐,是由于乙醇随血液循环到达大脑引起的。

4. **既往有晕动症、妊娠期间严重呕吐患者** 此类人群因存在恶心、呕吐的记忆,是化疗恶心、呕吐的高发人群。晕动症患者产生恶心、呕吐,是因为人体内耳前庭平衡感受器受到过度运动的刺激,前庭器官产生过量的生物电,影响神经中枢出现出冷汗、恶心、呕吐、头晕等症状,因此晕动症患者也会有恶心、呕吐的记忆。

5. **焦虑情绪的患者** 焦虑的患者会出现食欲下降、恶心、呕吐、腹胀、腹泻等。因此,有焦虑情绪的患者是高危人群。

6. **既往恶心、呕吐的经历** 首先,既往化疗的次数、化疗药的使用过程中,曾经化疗的患者是否有过剧烈的恶心、呕吐史。在使用顺铂、蒽环类等高致吐性化疗药过程中曾经发生剧烈恶心、呕吐等产生恶心、呕吐的记忆,当再次化疗时会发生恶心、呕吐。其次,相关疾病引起恶心、呕吐的评估,既往曾经有急慢性胃炎、食管胃部肿瘤、肝胆疾病等。中枢性呕吐多见于脑肿瘤、脑膜炎、脑出血等,此类呕吐常呈现喷射状,但无恶心的发生。

7. 社会心理因素 由于患者之间不恰当的沟通,留下错误信息的记忆,致使患者在主观上认为使用化疗就是要有恶心、呕吐。另外,部分患者认为化疗期间没发生恶心、呕吐,化疗药就不起作用,其疗效就差,因此患者也会出现等待恶心、呕吐发生的情况;其次,如果没有出现恶心、呕吐,患者会认为化疗药使用错误或者认为护士给他使用的不是化疗药,这种现象的发生是患者的一种错误认知行为。

【筛查与评估】

(一)筛查

首次化疗前进行,发现高危人群。容易发生恶心、呕吐的高危患者包括女性、年轻患者、低酒精摄入、既往有晕动症、妊娠期间严重呕吐、有焦虑情绪的患者、预期会发生严重不良反应、遇到异味即刻发生恶心或恶心/呕吐者。

(二)评估

1. 评估时机 入院时进行评估,首次住院化疗主要目的是筛查恶心、呕吐的高危人群;再次入院化疗的患者主要筛查是否有预期性恶心、呕吐和延迟性恶心、呕吐的发生。化疗前进行评估,主要目的是筛查患者是否有主观恶心的感觉和呕吐的想法。化疗中、后进行评估,主要目的是筛查是否会发生急性恶心、呕吐,评估恶心、呕吐的频次、严重程度。化疗后出院时进行评估,主要目的是筛查是否有恶心、呕吐的发生。

2. 评估工具和量表

（1）MASCC 止吐工具（MASCC antiemesis tool, MAT）：是由癌症支持疗法多国学会（Multinational Association of Supportive Care in Cancer, MASCC）专家研制的评估 CINV 发生情况的量表，用来测量 CINV 急性期和延迟性的恶心、呕吐程度。它将恶心、呕吐的每个阶段当作独立的现象，由 4 个项目测量每一个阶段在 CINV 中的发生、持续时间和频率。条目 1、3、5、7 使用二分类变量，使用"是"和"不是"来评估；项目 4 和 8 采用数字评分法（0~10 分），0 分代表无恶心、呕吐，10 分代表患者主观能够想象最严重的程度。化疗开始后 24 小时评估急性恶心、呕吐情况，化疗开始后 1 周评估延迟性恶心、呕吐。化疗后 3 周内用 MAT 评估仍有效，但随着时间的延长，评估效率降低。

（2）生活功能指数量表（functional living index-emesis, FLIE）：在化疗给药后 3 天内进行测评，主要用于评估给药后第一个 24 小时（急性期）相关症状及 48 小时内（初始延迟期）的后续症状。它关注 CINV 对患者日常生活质量的影响，而不是对于 CINV 发生率及严重程度的记录。FLIE 包含恶心和呕吐 2 个维度，每个维度有 9 项条目，采用视觉模拟评分法（visual analogue scale, VAS：0~7 分）进行评估，得分越高，说明对日常生活的影响越小。平均分 > 6 分者，为恶心、呕吐对其日常生活没有影响。此量表需与其他工具联合使用，如癌症患者生活功能指标（functional living index-cancer，FLIC）、患者日记等。

由于越来越多的证据表明，治疗后CINV对患者的影响最多为7天，Martin等对FLIE进行了修改，在原有问卷的基础上又增加了一个连续5天的回访。这5天的回访的内容与FLIE问卷原有的内容是一致的。

（3）MANE（morrow assessment of nausea and emesis）量表：是针对预期性恶心及呕吐、治疗后24小时内恶心及呕吐的评估工具。此量表将呕吐定义为"确实呕吐"，不包括任何干呕的评估。此量表评估了预期性及治疗后恶心与呕吐的发生频率及严重程度，量化了每个症状的持续时间，并测量了恶心、呕吐加重的时间。MANE设计的这种方法，聚焦于治疗后24小时内，有效限制了评估急性期恶心与呕吐的范围。此量表共有16项条目，包含化疗后恶心（4项）、化疗后呕吐（4项）、化疗前恶心（3项）、化疗前呕吐（3项）和治疗效果（2项）。把恶心、呕吐的程度分成6级，最高等级表示无法忍受。止吐药使用的效果分为4级，1级为最有效，4级为无效。

3. **分级标准** 按照美国国家癌症研究所常见不良反应事件评价标准4.0版（CTCAE 4.0版），将恶心分为3级，呕吐分为5级（表2-2）。

第二部分 化疗患者常见症状管理

表2-2 CTCAE 4.0版关于药物所致恶心呕吐的分级标准

不良反应	1级	2级	3级	4级	5级
恶心	食欲降低,不伴进食改变	经口摄食减少,不伴明显体重下降、脱水或营养不良	经口摄能量和水分不足,需要鼻饲、全肠外营养或住院	–	–
呕吐	24小时内发作1~2次(间隔5分钟)	24小时内发作3~5次(间隔5分钟)	24小时内发作≥6次(间隔5分钟)	危及生命;需要紧急治疗	死亡

【治疗原则】

1. 目前临床上关于化疗所致恶心、呕吐的治疗总则是以预防治疗为主,在患者开始肿瘤相关治疗前,需要充分评估患者呕吐的发生风险,临床一般按照化疗药物的致吐性及患者的个体因素综合考虑,来制定适合患者个体化的恶心、呕吐的防治措施。例如:接受高度和中度化疗致吐风险药物进行化疗的患者,在化疗开始前给予预防性的止吐措施;化疗结束后仍存在发生恶心、呕吐的风险,因此还需要继续接受2~3天的止吐治疗。所以,在患者化疗的整个风险期,均需对患者进行恶心、呕吐的防护。临床最常用的高/中致吐风险的静脉注射化疗药物

第二部分 化疗患者常见症状管理

见表 2-3 和表 2-4。

表 2-3 高致吐风险的静脉注射化疗药物

AC方案(含蒽环类、环磷酰胺的联合方案)	卡铂 AUC ≥ 4	卡莫司汀 > 250mg/m²	顺铂
环磷酰胺 ≥ 1.5g/m²	达卡巴嗪	多柔比星 ≥ 60mg/m²	表柔比星 > 90mg/m²
异环磷酰胺 ≥ 2g/m² (每剂)	氮芥	链佐星	

表 2-4 中致吐风险的静脉注射化疗药物

IL-2 > 12~15MIU/m² 苯达莫司汀	氨磷汀 > 300mg/m² 白消安	三氧化二砷 卡铂 AUC < 4	阿扎胞苷 卡莫司汀 ≤ 250mg/m²
氯法拉滨	环磷酰胺 ≤ 1.5g/m²	阿糖胞苷 > 200mg/m²	放线菌素
柔红霉素	恩杂鲁胺	多柔比星 < 60mg/m²	表柔比星 ≤ 90mg/m²
去甲氧基柔红霉素	异环磷酰胺 < 2g/m² (每剂)	IFN-α ≥ 10MIU/m²	伊立替康
洛铂	美法仑	甲氨蝶呤 ≥ 250mg/m²	奈达铂
奥沙利铂	替莫唑胺	曲贝替定	

2. 相关止吐药物的选择 首先,应该基于抗肿瘤治疗药物本身的致吐风险;其次,要考虑患者既往使用止吐药的经历、患者的个体因素、其他疾病和伴随治疗等。临床常参考的患者个体因素性别(女性患者)、年龄(< 50 岁)、饮酒史(不饮酒或少饮酒)、妊娠呕吐史、晕动症史、焦虑症史、既往化疗呕吐史、患者预期的恶心与呕吐、伴随用药(阿片类止痛药、5-HT 再摄取抑制剂等)(表 2-5)。

表 2-5 指南推荐高/中致吐风险药物止吐预防方案

分类	分层	
	Ⅰ级推荐	Ⅱ级推荐
高致吐风险	5-HT₃RA+NK-1RA+地塞米松(ⅠA类证据)	5-HT₃RA+沙利度胺+地塞米松(ⅠB类证据)
	5-HT₃RA+奥氮平+地塞米松(ⅠA类证据)	
	5-HT₃RA+NK-1RA+奥氮平+地塞米松(ⅠA类证据)	
中致吐风险	5-HT₃RA+地塞米松(ⅠA类证据)	5-HT₃RA+奥氮平+地塞米松(ⅡA类证据)
	5-HT₃RA+NK-1RA+地塞米松(ⅠA类证据)	

3. 对于运用多种药物联合化疗的方案,应基于化疗药中致吐风险最高的药物来选择止吐药。联合

应用多种不同止吐机制的止吐药物(如 NK-1 受体拮抗剂、5-HT$_3$ 受体拮抗剂、糖皮质激素、奥氮平、苯二氮䓬类、吩噻嗪类等)能够更好地控制化疗引起的恶心/呕吐,特别是在采用高度致吐药物化疗时。

4. 在预防化疗期间产生恶心、呕吐的同时,还应该注意避免使用各类止吐药物带来其他的不良反应。如 5-HT$_3$ 造成的便秘,奥氮平引起的过度镇静等。

5. 保持良好的饮食习惯及生活方式也能缓解 CINV,例如化疗期间少食多餐,尽量选择清淡易消化的食物,可以适当增加高热量、高蛋白、高维生素类的食物。减少饮水量以避免食物反流,同时餐后避免马上躺卧。

6. 应多留意容易导致或者加重肿瘤患者发生恶心、呕吐的其他影响因素,包括前庭功能障碍;肠梗阻;电解质紊乱:高钙血症、低钠血症等;高血糖;尿毒症;联合使用阿片类药物;肿瘤/化疗或者手术及糖尿病引起的胃轻瘫;心情及精神因素,如焦虑状态、预期性的恶心/呕吐等。

【症状护理】

1. **基础护理** 为患者营造安静、舒适、清洁的进食环境,保持室内空气流通,适宜的温度、湿度,光线柔和,护士在进行治疗和护理时动作轻柔、熟练,讲话时语气柔和,指导患者尽量避免食用与化疗药颜色相同的食物,以免产生不良的刺激。患者出现呕吐时要扶他们坐起,用手托住患者前额,以免引起呛咳,观察并记录呕吐物的颜色、量及性状。同时,及时清理呕吐物,协助患者漱口。若呕吐频繁,要及时告知医生,给予相应处理,以防水、电解质失衡。

2. 药物护理

(1)常用止吐药物:阿瑞匹坦、5-HT$_3$ 受体拮抗剂联用地塞米松作为化疗止吐的一线治疗方案。

(2)用药指导:阿瑞匹坦为化疗前 1 小时口服,第一天 125mg,第二天、第三天各 80mg;5-HT$_3$ 受体拮抗剂为化疗前 15~30 分钟静脉冲入;地塞米松为第 1~3 天口服 3.75mg,每 12 小时 1 次。

3. 心理干预 放松疗法有助于减轻恶心程度,选择适合自己独特的放松方法。选择放松方法的原则:有益于身体健康的方法;拒绝使用不良嗜好;帮助患者选择适合自己的放松方法。

(1)呼吸放松:两膝半屈(或在膝下垫一个小枕头)使腹肌放松,两手分别放在前胸和上腹部,用鼻子缓慢吸气时,膈肌松弛,腹部的手有向上抬起的感觉,而胸部的手原位不动;呼气时,腹肌收缩,腹部的手有下降感。患者可每天进行练习,每次做 5~15 分钟,每次训练以 5~7 次为宜,逐渐养成平稳而缓慢的腹式呼吸习惯。需要注意的是,呼吸要深长而缓慢,尽量用鼻而不用口。

(2)想象放松:身体放松地坐好,闭上眼睛,开始想象,可以积极地投入到某项自己喜欢的、有意义的工作或娱乐中去,如画画、书法、听音乐、看电影、看电视等。还可以走到大自然中去,让自然界鲜艳的花草、清新的空气来带走不愉快的心情。通过以上方法来减少心理压力,促进心理健康。

(3)运动放松:散步、慢跑、体操等,原则是以自己不感到疲劳为主。

(4)倾诉的方法:找一个自己信赖的对象,把痛苦全都说出来,以得到对方的安慰和鼓励。

(5)发泄的方法:目的是减轻心理压力。例如,当感到自己心理特别压抑、难受的时候,可以找一个合适的场所大喊;想哭时,大声地哭出来;平时喜欢跳舞的人可以尽情地跳舞等。

【健康教育与随访】

(一)需要注意

1. 饮食习惯改变。
2. 口腔内有污浊味道。
3. 床单可以见到绿色、黄色的呕吐物。
4. 有呕吐的感觉或者胃部不适。
5. 呕吐之前可能会有唾液增多、湿冷以及出汗。

(二)恶心的健康教育与随访

1. 如果恶心只在餐间发生,那么少食多餐,并在睡前少量进食零食(面包、饼干等)。
2. 缓慢进饮,小口少量,多次进饮,喝澄清的清凉液体(澄清液体是指苹果汁、茶等)。
3. 吃一点闻起来味道好的硬糖,比如柠檬糖或薄荷糖,可以用来改善嘴里的怪味道。嘴中有溃疡时,不要进食酸性糖果。
4. 进食温和的食物,比如无黄油面包片和饼干。
5. 将食物放置到与室温相同后再进食,以此来避免食物的味道引起恶心的感觉。避免进食油腻、油炸、过辣或过甜的食物。

6. 高能量的食物,例如布丁、酸奶和奶昔(放置到与室温相同后再吃)等。也可以在食物中添加黄油、植物油、汤汁、牛奶等来提升食物中的热量。若脂肪类食物令胃部感觉不适或有其他问题,则改为低脂饮食。

7. 进食喜欢的食物。很多人在治疗期间变得不喜欢吃红肉,那么尝试其他蛋白来源的食物,例如鱼肉、鸡、黄豆和坚果。

8. 酸的或者发酵的食物不容易反胃(如酸奶、话梅、山楂等),口腔溃疡除外。

9. 每次进餐后,坐位休息至少1小时。

10. 利用轻音乐、喜欢的电视节目或者朋友交谈等方式分散患者的注意力。

11. 向治疗团队报告恶心症状,及时应用药物缓解恶心。

12. 当出现恶心的症状时,服用止吐药物,有利于阻止呕吐的发生。

13. 在服用药物后,放松心情并深呼吸。

(三)呕吐的健康教育与随访

1. **呕吐物评估** 评估呕吐的时间、性质、呕吐物的性状和量;观察有无腹痛、腹泻或便秘、头痛、眩晕等伴随症状;评估腹部体征,如胃肠蠕动波、腹部压痛、反跳痛、肌紧张、腹部包块、肠鸣音等;对于频繁、剧烈呕吐者,评估血压、尿量、皮肤弹性及有无水、电解质平衡紊乱等症状。

2. **呕吐物处理** 呕吐物要及时清理,呕吐物清理前观察呕吐物,包括呕吐物性质(例如未消化的食物、血液)、颜色等,然后再倒入马桶中冲掉。呕吐往往产生异味,从而引起再次的恶心、呕吐,故呕吐后应及时开窗通风,保持室内空气新鲜。

3. **安全护理** 呕吐发生时,如果患者正处于卧床,须将头侧向一边以防止误吸呕吐物;呕吐后起身时防止跌倒,注意搀扶患者。

4. 恶心时服用止吐药物可防止呕吐的发生。对于不能服药的患者,可以使用泡腾片或者栓剂。

5. 尝试饮用温开水、饮料、果汁,口含姜片。

6. 呕吐停止后每隔10分钟,开始饮用一茶匙量的温凉液体,逐渐增加到一汤匙的量,根据情况增加到更大的量。

(四)照顾者应该做的工作

1. 患者出现恶心的症状时,照顾者做饭时减少房间食物的味道,使用厨房换气扇、关闭厨房门以减少味道的刺激。

2. 将能令人产生不愉快情绪的味道的食物加盖或者丢弃。

3. 用金属餐具或瓷器餐具代替塑料餐具,避免因塑料味诱发的恶心。

4. 如果患者连续数天呕吐,需在每天的同一时间为其测量体重,以确定患者是否出现脱水现象。

5. 咨询医生开具止吐药物。

6. 防止患者出现晕厥、虚弱等低血糖状态。

7. 帮助患者避免出现便秘、脱水,两者均会加重恶心。

8. 协助患者漱口、清理呕吐物,避免呕吐物味道的刺激,定时开窗通风,保持室内空气清新。

(五)若患者出现下列情况,请到专业医疗机构就诊

1. 误吸呕吐物,出现呛咳、憋气等。
2. 在超过 3 小时的时间里,每小时呕吐次数超过 3 次。
3. 呕吐物带血或者有咖啡渣样物质。
4. 超过 2 天不能进食。
5. 无法服药。
6. 出现虚弱、眩晕。
7. 在 1~2 天内体重减轻超过 1kg,这可能意味着患者失水过快,可能产生脱水。
8. 尿的颜色呈深黄色,并且排尿次数减少。

III. 疼痛

【定义】

疼痛的定义为与实际或者潜在的组织损伤或类似损伤相关联的感觉和情绪体验。癌性疼痛是一种临床综合征,存在躯体、心理、精神等多方面的临床表现;是个体的主观感受,受到疾病预后、应激事件、担忧与焦虑、应对策略以及文化背景等生理、心理和环境因素的影响。疼痛不仅影响患者的日常生活,也会引起患者严重的心理反应。

需要注意的是,并不是肿瘤患者的每一种疼痛都与肿瘤有关,因此,并不是肿瘤患者感知到的每一种疼痛都被认为是癌性疼痛。一项对大量肿瘤患者进行的前瞻性研究表明,在这组患者中,约17%的疼痛是由抗肿瘤治疗引起的,9%是由其他原因引起的,与癌症无关。因此,在出现疼痛的肿瘤患者中,为了能够提供必要的治疗,明确癌性疼痛是由肿瘤引起的、与治疗有关的还是与其他疾病有关的是非常重要的。

【发生机制】

癌性疼痛是一种机制独特而复杂的慢性疼痛,可以说它既具有炎症性痛和神经病理性痛的特征,又是区别于炎症性痛和神经病理性痛的另一种疼痛。肿瘤造成骨质破坏、反应性肌肉痉挛、局部和血液钙离子浓度升高及炎症介质释放等都可能参与癌性疼痛的产生。癌症发展的过程中并没有出现炎症和神经损伤的早期阶段,已经出现痛觉过敏、触诱发痛和自发痛,并且不伴有炎症和神经损伤所引起的信号因子的变化;另外,肿瘤的类型以及肿瘤生长引起神经压迫与损伤也与癌性疼痛的机制有关,这些证据都表明癌性疼痛有其独特的机制。

【相关因素】

癌性疼痛的相关因素很多,大致可分为以下3类:

1. **肿瘤相关性疼痛** 因肿瘤直接侵犯、压迫局部组织,或者肿瘤转移累及骨、软组织等所致。

2. 抗肿瘤治疗相关性疼痛 常因手术、创伤性操作、放射治疗、其他物理治疗以及药物治疗等抗肿瘤治疗所致。

3. 非肿瘤因素性疼痛 因患者的其他合并症、并发症以及社会心理因素等非肿瘤因素所致的疼痛。此类疼痛不应归为癌性疼痛。

【筛查与评估】

(一)筛查

请患者描述疼痛特征(如疼痛、烧灼等)、疼痛强度。筛查可使用2个问题法进行(例如:"自从上次评估至今,你有频繁或持久的疼痛吗?"如果答案是肯定的,"在过去的1周里,这种疼痛有多严重?")。这种类型是一个简单的评估,从而定量地响应第二个问题。使用语言评定量表或数字量表,可以确定哪些患者应进行初步综合疼痛评估。若评分=0分,则每日进行评估或每次就诊时进行评估。若评分>0分,需进行疼痛综合评估。

(二)评估

癌性疼痛的评估应遵循常规、量化、全面、动态的原则。疼痛一定要动态评估、经常性地评估,单次评估是绝对不够的。疼痛程度在4分以下的患者,常规每日评估一次;≥4分,每班评估;除常规评估以外,患者进行有痛操作后或进行止痛治疗后30分钟需要再次进行评估。全面评估是综合评估,内容包括:①疼痛一般情况:疼痛的部位、强度、性质、发作原因、持续时间;②疼痛对患者功能活动的影响;

③疼痛对患者心理情绪的影响;④患者对疼痛治疗的态度和依从性;⑤社会家庭支持系统在疼痛控制中的作用。

疼痛评估还应包括深入访谈,探讨多维性质的疼痛:①疼痛描述:疼痛的强度(静止时、运动时)、部位、病理生理(躯体的、内脏的、神经的)、疼痛史。②相关困扰:功能的影响以及相关的身体、心理、社会和精神因素;疼痛治疗不足的危险因素、患者的目标、期望(舒适、功能)。③捕获有关癌症治疗史和合并症的信息、心理和精神病史、疼痛的治疗方法,如负重骨骨折、脑转移、硬膜外转移、软脑膜转移、与感染相关的疼痛、穿孔(急腹症)。评估应描述疼痛,阐明其原因,并做出病理生理学推论,必要时进行体格检查、化验室检查。临床医生应综合评估和监测肿瘤患者的伴随疾病、肿瘤治疗相关并发症、肿瘤进展等因素对于癌性疼痛的影响。临床医生也应该意识到许多有癌症病史的患者也可能报告与癌症无关的慢性疼痛,如关节炎、椎间盘退变疾病或糖尿病神经病变。

疼痛评估经常会使用到一些测量工具及量表,这些量表在回答选项、问卷长度、文字描述、涵盖时间等方面不同。单维度疼痛量表可测量疼痛的强度或干预后疼痛的缓解程度,普遍的缺点是难以捕获具有复杂性和特异性的疼痛感受;而多维度量表能够评估疼痛对患者认知、行为、情感反应的影响。最常用的单维度疼痛量表有数字评分法、分类量表、视觉模拟评分法、面部表情疼痛评估法;另外,

Prince-Henry 评分法、长海痛尺等在临床中也有较强的实用价值。多维度量表包括简版 McGill 疼痛问卷、简明疼痛量表等。护士在疼痛评估时应尽可能地获取患者主诉,但对于因镇静、机械通气、昏迷等无法自我表达的危重患者推荐使用非言语疼痛评估工具,如行为疼痛量表、重症监护疼痛观察工具等。

1. **数字评分法**(numeric rating scale,NRS) 通过自行填写或询问,由 0 分(没有疼痛)到 10 分(最剧烈疼痛)进行分级(图 2-1)。

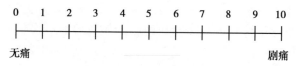

图 2-1 数字评分法

2. **主诉疼痛程度分级量表**(verbal rating scale,VRS) 使用语言描述疼痛的程度,语言评估法分为 4 级、5 级、6 级、12 级、15 级评分。以 5 级法举例(表 2-6)。

表 2-6 主诉疼痛程度分级量表(5 级法)

级别	疼痛程度
0 级	无痛
1 级	轻微疼痛:能正常生活、睡眠
2 级	中度疼痛:适当干扰睡眠,需用止痛药
3 级	重度疼痛:干扰睡眠,需用麻醉止痛药
4 级	剧烈疼痛:干扰睡眠严重,伴有其他症状
5 级	无法忍受的疼痛:严重干扰睡眠,伴有其他症状或被动体位

3. **视觉模拟评分法**(visual analogue scale, VAS) VAS 与数字评分法采用的评分原则相同,患者通过在一水平或垂直线标注来反映疼痛程度或疼痛缓解情况。

4. **面部表情疼痛评估法**(faces pain scale, FPS) 较适用于认知障碍患者和不能清楚表达的儿童(图 2-2)。

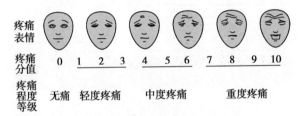

图 2-2 面部表情疼痛评估法

5. **Prince-Henry 评分法** 适用于胸腹部术后患者(表 2-7)。

表 2-7 Prince-Henry 评分法

得分	疼痛程度
0 分	咳嗽时无疼痛
1 分	咳嗽时才有疼痛发生
2 分	深呼吸时即有疼痛发生,安静时无疼痛
3 分	静息状态下即有疼痛,但较轻,可忍受
4 分	静息状态下即有剧烈疼痛,难以忍受

6. **长海痛尺** 将 VRS 和 NRS 进行组合,用 VRS 对 NRS 的刻度进行解释、限定。综合两者的优点,既有精确的 0~10 的刻度来评分,又有文字的描述(图 2-3)。

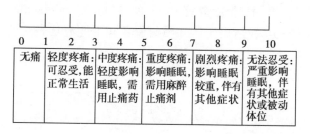

图 2-3 长海痛尺

7. **简版 McGill 疼痛问卷(short-form McGill pain questionnaire, SF-MPQ)** McGill 疼痛问卷(McGill pain questionnaire, MPQ)是众所周知的全面评估疼痛的多维度测量工具,既评估疼痛的情感及感觉方面,又全面评估疼痛的部位、强度、时间特性等。除了疼痛描述语外,还包括评估疼痛空间分布的身体线图以及现存疼痛强度的测量。由于它从不同的角度进行疼痛评估,所以在疼痛的鉴别诊断中也起着一定的作用,已成为广泛使用的临床工具和研究工具。MPQ 的优点是能测定疼痛的多种因素,而局限性是文字比较抽象,理解相对复杂,要求患者具备一定文化水平。简版 McGill 疼痛问卷是原问卷的简化。

8. **简明疼痛量表(brief pain inventory, BPI)** 最

初是为癌症人群制定的疼痛调查表,它包括了有关疼痛原因、疼痛性质、对生活的影响、疼痛的部位等描述词,以及上述 NRS(0~10 级)描述疼痛程度,从多方面进行评价。它是一种快速、多维的测量疼痛与评价方法,最近已经被用于手术后患者的研究。使用此表量化疼痛程度和相关能力障碍既简单又迅速。该调查表一般需要 5~15 分钟去完成,适用于各类人群和患者。

9. **行为疼痛量表**(behavioral pain scale, BPS) 法国学者 Payen 等于 2001 年专为危重症患者疼痛评估而研究设计的。该量表只有 1 个行为维度,包括 3 个测量条目:面部表情、上肢运动和通气依从性。评估患者的疼痛程度时,每个条目根据患者的反应情况分别赋予 1~4 分,将 3 个条目的得分相加,总分为 3~12 分。总分越高,说明患者的疼痛程度越高。护士使用 BPS 完成对患者的疼痛评估需要 2~5 分钟。

10. **重症监护疼痛观察工具**(critical care pain observation tool, CPOT) 加拿大学者 Gelinas 等于 2006 年研究设计的,该量表只有 1 个行为维度,包括 4 个测量条目:面部表情、肢体活动、肌肉紧张度和通气依从性。评估患者的疼痛程度时,每个条目根据患者的反应情况分别赋予 0~2 分,将 4 个条目的得分相加,总分为 0~8 分。总分越高,说明患者的疼痛程度越高。

【癌性疼痛治疗原则】

癌性疼痛应采用综合治疗的原则,根据患者的病情和身体状况,有效应用止痛治疗手段,持续、有效地消除疼痛,预防和控制药物的不良反应,降低疼痛及治疗带来的心理负担,以期最大限度地提高患者生活质量。药物止痛治疗期间,应当在病历中记录疼痛评分变化及药物的不良反应,以确保患者癌性疼痛得以安全、有效、持续地缓解。

(一)癌性疼痛药物止痛治疗的五项基本原则

1. **口服给药** 口服为最常见的给药途径,对不宜口服患者可用其他给药途径,较方便的方法有透皮贴剂等。

2. **按阶梯用药** 根据患者疼痛程度,有针对性地选用不同强度的镇痛药物:①轻度疼痛(0~3分),选用非甾体抗炎药;②中度疼痛(4~6分),选用弱阿片类药物,并可合用非甾体抗炎药;③重度疼痛(7~10分),选用强阿片类药,并可合用非甾体抗炎药。在使用阿片类药物的同时,合用非甾体抗炎药,可以增强阿片类药物的止痛效果,并可减少阿片类药物用量。

3. **按时用药** 指按规定时间间隔规律性给予止痛药。按时给药,有助于维持稳定、有效的血药浓度。目前,控缓释药物临床使用日益广泛,强调以缓释阿片药物作为基础用药的止痛方法,出现暴发痛时,可给予即释阿片类药物对症处理。

4. **个体化给药** 指按照患者病情和癌性疼痛缓解药物剂量,制定个体化用药方案。使用阿片类药物时,由于个体差异,阿片类药物无理想标准用药剂量,应当根据患者的病情,使用足够剂量药物,使疼痛得到缓解。

5. **注意具体细节** 对使用止痛药的患者要加强监护,密切观察其疼痛缓解程度和机体反应情况,注意药物联合应用的相互作用,并及时采取必要措施,尽可能减少药物的不良反应。

(二)理想控制疼痛的标准——"三三原则"

1. 数字评分法的疼痛强度<3分或达到0分。
2. 24小时内暴发痛次数<3次。
3. 将吗啡使用调整到最佳状态的时间<3天。

(三)止痛药物选择与使用原则

应当根据肿瘤患者疼痛的程度、性质、正在接受的治疗、伴随疾病等情况,合理选择止痛药物和辅助药物,个体化调整用药剂量、给药频率,防治不良反应,以期获得最佳止痛效果,减少不良反应的发生。药物选择的总体原则:口服给药安全、方便、经济、患者依从性好,是癌性疼痛治疗的最佳选择,能口服的患者尽量选择口服。

1. **非甾体抗炎药** 是癌性疼痛治疗的基本药物,不同非甾体抗炎药有相似的作用机制,具有止痛和抗炎作用,常用于缓解轻度疼痛,或与阿片类药物联合用于缓解中、重度疼痛。常用于癌性疼痛治疗的非甾体抗炎药包括布洛芬、双氯芬酸、对乙酰氨基酚、吲哚美辛、塞来昔布等。非甾体抗炎药常见的不良反应有消化性溃疡、消化道出血、血小板功能障碍、肝肾功能损伤等。其不良反应的发生与用药剂量及使用持续时间相关。非甾体抗炎药的日限制剂量为:布洛芬2 400mg/d,对乙酰氨基酚2 000mg/d,

塞来昔布400mg/d。注意：使用非甾体抗炎药，用药剂量达到一定水平以上时，增加用药剂量并不能增强其止痛效果，但药物不良反应将明显增加。因此，如果需要长期使用非甾体抗炎药，或日用剂量已达到限制性用量时，应考虑更换为阿片类止痛药；如为联合用药，则只增加阿片类止痛药用药剂量。

2. **阿片类药物** 是中、重度疼痛治疗的首选药物。目前，临床上常用于癌性疼痛治疗的短效阿片类药物为吗啡即释片，长效阿片类药物为吗啡缓释片、羟考酮缓释片、芬太尼透皮贴剂等。对于慢性癌性疼痛治疗，推荐选择阿片受体激动剂类药物。长期用阿片类止痛药时，首选口服给药途径，指征明确时可选用透皮吸收途径给药，也可临时皮下注射用药，必要时可自控镇痛给药。

（1）初始剂量滴定：阿片类止痛药的疗效及安全性存在较大个体差异，需要逐渐调整剂量，以获得最佳用药剂量，称为剂量滴定。对于初次使用阿片类药物止痛的患者，按照如下原则进行滴定：使用吗啡即释片进行治疗；根据疼痛程度，拟定初始固定剂量5~15mg，每4小时1次；用药后疼痛不缓解或缓解不满意，应于1小时后根据疼痛程度给予滴定剂量（表2-8），密切观察疼痛程度及不良反应。第一天治疗结束后，计算第二天药物剂量：次日总固定量=前24小时总固定量+前日总滴定量。第二天治疗时，将计算所得次日总固定量分6次口服，次日滴定量为前24小时总固定量的10%~20%。依法逐日调整剂量，直到疼痛评分稳定在0~3分。当用药剂量调整到理想止痛及安全的剂量水平时,可考虑换用等效剂量的长效阿片类止痛。如果出现不可控制的不良反应,疼痛强度 < 4 分,应该考虑将滴定剂量下调 25%,并重新评价病情。对于已使用阿片类药物治疗癌性疼痛的患者,根据疼痛强度按表 2-8 要求进行滴定。

表 2-8　阿片类药物的剂量滴定

疼痛强度（NRS）	剂量滴定增加幅度
7~10 分	50%~100%
4~6 分	25%~50%
2~3 分	≤ 25%

（2）维持用药：我国常用的长效阿片类药物包括吗啡缓释片、羟考酮缓释片、芬太尼透皮贴剂等。在应用长效阿片类药物期间,应当备用短效阿片类止痛药。当患者因病情变化、长效止痛药物剂量不足时,或发生暴发性疼痛时,立即给予短效阿片类药物,用于解救治疗及剂量滴定。解救剂量为前 24 小时用药总量的 10%~20%。每日短效阿片解救用药次数大于 3 次时,应当考虑将前 24 小时解救用药换算成长效阿片类药按时给药。阿片类药物之间的剂量换算,可参照换算系数表 2-9。如需减少或停用阿片类药物,则采用逐渐减量法,即先减量 30%,两天后再减少 25%,直到每天剂量相当于 30mg 口服吗啡的药量,继续服用 2 天后即可停药。

第二部分 化疗患者常见症状管理

表 2-9 阿片类药物的换算系数

药物	非胃肠给药	口服	等效剂量
吗啡	10mg	30mg	非胃肠道:口服=1:3
可待因	130mg	200mg	非胃肠道:口服=1:1.2 吗啡(口服):可待因(口服)=1:6.5
羟考酮		10mg	吗啡(口服):羟考酮(口服)=1:0.5
芬太尼透皮贴剂	25μg/h		芬太尼透皮贴剂 μg/h,每72小时1次剂量=1/2×口服吗啡 mg/d 剂量

【症状护理】

1. 疼痛的处理措施

（1）疼痛评分为 7~10 分,迅速滴定短效阿片类药物剂量,防治不良反应,必要时辅助用药、心理社会支持、疼痛治疗知识宣教。紧急止痛后根据给药方式的不同,15 分钟到 1 小时再次评估患者疼痛强度,常规每 6 小时再评估。

（2）疼痛评分为 4~6 分,滴定短效阿片类药物剂量,预防便秘及恶心,防治不良反应,必要时辅助用药、心理社会支持、疼痛治疗知识宣教,常规每 6 小时再评估。

（3）疼痛评分为 1~3 分,单用 NASID 或对乙酰氨基酚,或滴定短效阿片类药物剂量,预防便秘及恶心,防治不良反应,必要时辅助用药、心理社会支持、疼痛治疗知识宣教,24小时再评估。

2. 疼痛的护理措施

(1)根据疼痛的评估结果,制定合理、实用的护理措施。

1)首先教会患者正确使用疼痛强度评估量表,能够用数字准确表达疼痛的强度,为合理的治疗和护理提供依据。

2)疼痛评定结果为Ⅲ级或对患者的睡眠影响严重者,建议加用镇静安眠药物;因疼痛限制穿衣、进食、如厕等自理活动者,应指导家属做好患者基础护理,协助患者完成各项自理活动;对肿瘤多发骨转移者,应指导患者减少受累部位活动,避免发生病理性骨折。

3)家属的支持与关心对肿瘤患者的疼痛控制起着重要作用。护士应指导家属多陪护患者,细致入微的照顾和情感支持对患者的疼痛症状控制起到极其重要的作用。如提醒按时服药、记录疼痛的变化和缓解情况,给予全身按摩及放松疗法,都能起到有效缓解和控制疼痛的效果。

4)若患者担心服用止痛药会有成瘾性、药物的不良反应难以控制、出现药物的耐受性、药物生理依赖性等,护士应耐心向患者讲解止痛药物的药理作用及止痛效果。

(2)镇痛药物不良反应的护理:长期大剂量服用非甾体抗炎药使出现消化道溃疡、血小板功能障碍、肾毒性反应的危险性明显增加。因此,应告知患者及家属若有胃肠道不适或症状加重,及时通知医护人员,并密切观察有无出血现象。阿片类药物常见的不良反应有便秘、恶心、呕吐、镇静、尿潴留、中枢神经系统毒性反应等。其中便秘的发生率是90%~100%,因此,应告知患者服用阿片类药物时应同时应用润肠通便药以预防便秘。对初次使用药物者,可能会出现恶心、呕吐,可遵医嘱给予甲氧氯普胺片20mg口服,症状消失后即可停药。同时应连续评估并记录镇静程度,尤其是老年人和明显增加药物剂量的患者,以免发生呼吸抑制。

(3)透皮贴剂的护理:目前镇痛经皮给药常用的有芬太尼透皮贴剂,一次用药维持作用时间可达72小时。护理中应注意:

1)选择合适的粘贴部位,如前胸、后背、上臂和大腿内侧。

2)粘贴前用清水清洁皮肤,不要用肥皂或酒精。

3)待皮肤干燥后打开密封袋,取出贴剂,先撕下保护膜,手不要接触粘贴层,将贴剂平整地贴于皮肤上,并用手掌按压30秒,保证边缘紧贴皮肤。

4)每72小时应重新选择部位更换贴剂。

5)贴剂局部不宜接触热源,因为温度升高会增加皮肤对芬太尼的通透性,增加药物释放的速率,缩短药物持续作用的时间。

3. **注意事项** 对阿片类药物成瘾性和耐药性的担心是临床疼痛患者最常见的顾虑。护士应主动与患者讨论这些问题,并给予正确的解释,以消除患者的顾虑,提高其治疗的依从性,保证治疗顺利进行。生理依赖性与成瘾性的区别：长期应用阿片类药物会产生生理依赖性，但不应与成瘾性混淆。阿片类药物的精神依赖性也称成瘾性，是指为了得到精神上的快感而不择手段地获取并使用药物的行为，是滥用药物的行为。生理依赖性是阿片类药物的药理性之一，一般出现在突然停用药物或使用阿片类药物拮抗剂纳洛酮时，其典型症状有焦虑、易怒、寒战、出汗、恶心、呕吐、腹痛等，也称戒断症状。当病因解除后，按照阿片类药物规范化的撤药方案，戒断症状完全可以避免；阿片类药物的耐药性是指为维持镇痛效果，需不断增加药物剂量。产生耐药性的最初表现是同样剂量的药物作用时间缩短。此时合理调整用药剂量，按原有剂量的25%~50%逐渐增加，药物的镇痛作用将随之增加，且不会因药物剂量的不断加大而导致无药可用。

【健康教育与随访】

（一）健康教育

疼痛患者的健康教育可以从以下几个方面进行。

1. 缓解疼痛非常重要，忍痛没有丝毫益处。

2. 采用口服药物通常能很好地控制疼痛。

3. 如果这些药物无法控制疼痛，还有许多治疗可选择。

4. 吗啡和吗啡类药物经常用于缓解疼痛。当采用这些药物治疗癌性疼痛时，极少发生成瘾的问题；如果你现在服用这些药物有效，以后仍然会有效。

5. 患者及家属与医护人员的交流非常重要，如果你不主动报告疼痛,医护人员就不会知道你的疼痛有多严重;医护人员希望了解你在服药和止痛过程中的所有顾虑,请你把担心的问题及时报告给医生或者护士,他们会提前处理好这些问题并对你提供帮助。

6. 充分治疗及止痛是患者的权利。

(二)随访

在癌性疼痛患者的全程管理中,出院后随访是重要组成部分。进行疼痛随访时需要注意以下几个方面:

1. 护士在患者入院时、住院期间、出院前广泛宣传和告知护理随访工作,取得患者理解与配合。

2. 疼痛患者出院时,医护人员应与患者和家属共同制订随访计划,提供疼痛咨询电话,安排定期到门诊随访,或由医护人员通过电话、视频、上门等方式提供主动随访。

3. 如果疼痛患者出院后由疼痛门诊统一随访,需要有从病区到疼痛门诊的转接流程,以保证患者信息及随访支持系统的连续性。

4. 随访间隔根据患者的疼痛和用药情况合理安排。对初次用药和疼痛控制不稳定的患者,应于出院 3 天内进行第 1 次随访。随着疼痛缓解或平稳,可适当延长随访间隔,可每 1~2 周进行一次随访。

5. 疼痛随访人员应相对固定,需经过专业培训,需具备癌性疼痛管理经验。

6. 随访内容主要包括患者当前疼痛及缓解情况、服用镇痛药情况、药物不良反应。如果疼痛控制不良需进行全面评估,以确定是否存在镇痛不足、服药时间和方法不正确、带药不足、药物不良反应不能耐受等问题,根据具体情况给予相应指导或安排就诊。

7. 规范记录随访内容,记录应连续,每一次随访结束根据具体情况预定下一次随访时间,如终止随访应写明原因。随访记录格式可参考癌性疼痛随访记录单。

8. 建议患者记录疼痛日记,记录居家期间的疼痛变化、服药情况以及药物不良反应的程度,以便接受随访时向医护人员提供准确的信息。

9. 在门诊随访中,医护人员可使用药物计数的方法评估患者的服药依从性。对于出现药物不恰当使用或有滥用药物高危因素的患者,可适当减少处方量的同时增加门诊随访的频次。

IV. 疲乏

【定义】

癌因性疲乏(cancer treatment-related fatigue,CRF)包括身体疲倦、精神迟钝和情感顺应性缺乏的感觉,是一种持续的主观疲倦感,通常是非功能性的。特点:疲乏程度会在一天中有较大波动、肌力正常、休息不能缓解,化疗患者发生率为60%~96%,由于认知问题,患者很少报告。CRF是持续存在的、与癌症本身或癌症治疗相关的影响正常功能的主观劳累感受,严重影响患者的工作学习、娱乐、家务,使患者的生活质量明显下降。癌症相关的疲乏与癌症和/或癌症治疗有关,与最近的体力活动和干扰因素不成正比。

【发生机制】

CRF 的发病机制仍然不是十分清楚,可能的病理生理学机制包括:肿瘤治疗导致的中枢神经系统直接毒性(如药物通过血脑屏障、头颅照射);失血或化疗相关骨髓抑制所导致的贫血;肌肉减少症、肌肉能量代谢缺陷和/或三磷酸腺苷生成或利用异常;骨骼肌神经生理变化(迷走神经传入假说);下丘脑-垂体轴介导的慢性应激反应;系统性炎症反应;促炎因子和循环 T 细胞导致的免疫激活;睡眠缺乏和昼夜节律破坏;激素变化(如女性过早绝经)。

其中,炎症反应对 CRF 的产生发挥着重要作用。多项研究显示,炎性反应因子标记物的升高和 CRF 具有明确相关性。Lutgendorf 等和 Clevenger 等的研究均显示,卵巢癌患者疲乏水平和白细胞介素 6(interleukin-6,IL-6)水平明显升高呈正相关。关于乳腺癌患者的研究显示,伴有疲乏的乳腺癌患者常常伴有 IL-1 受体拮抗剂(interleukin-1 receptor antagonist,IL-1RA)、可溶性肿瘤坏死因子受体 Ⅱ (soluble tumor necrosis factor-receptor Ⅱ,STNF-R Ⅱ)和 C 反应蛋白(C-reactive protein,CRP)水平的升高。中国学者叶建增等在肺癌患者中的研究发现,有乏力组较无乏力组肿瘤细胞转化生长因子-β (transforming growth factor-β, TGF-β)和肿瘤坏死因子-α(tumor necrosis factor-α, TNF-α)免疫组化表达水平显著升高。上述炎性细胞因子能直接作用于下丘脑-丘脑-肾上腺轴并影响其功能,从而导致 CRF;也可以通过诱发贫血、恶病质、厌食症、抑郁,导致 CRF 的产生。

【相关因素】

1. **疾病因素** 疾病引起的贫血、恶病质综合征、体重减轻、疼痛。

2. **癌症治疗因素** 手术、化疗、放疗以及生物治疗等均可能导致不同程度的疲乏。

3. **心理社会因素** 疾病的不确定感、焦虑、抑郁以及恐惧等均与疲乏有相关性。积极的社会支持有助于改善疲乏。

【筛查与评估】

CRF 可随时间改变,对于不同患者,他们感到疲乏的时间长短、不悦情绪及强度都有不同。对其准确的筛查与评估是提供治疗依据、观察治疗效果、促进康复和改善生活质量的前提。

(一)筛查

在患者诊断后及完成基础治疗后,应常规进行疲乏的筛查。作为患者的临床指征,对于结束治疗康复期的患者应每年至少筛查一次。应使用定量或半定量评估量表记录筛查结果。例如,0~10 分数字评定量表(0 分,无疲乏;10 分,最严重的疲乏),轻度疲乏是指1~3分,中度疲乏为4~6分,重度疲乏为7~10分。因为疲乏很少是孤立的症状,多维的筛选工具可能有更大的临床效用。有报道,中度至重度疲乏的患者应进行全面评估。

(二)评估

1. **疲乏史** 起病模式和持续时间;时间变化规律;加重或减轻的因素。

2. **评估疾病状况** 本阶段复发风险评估、病理因素及治疗史。进行系统的检查以确定是否有其他症状证实复发。

3. **评估可治疗的因素** 合并症、用药(辅助睡眠药物,长期使用止痛药或止吐药)、酒精/药物滥用、营养问题(包括体重/卡路里摄入量的变化)、功能状态下降、活动能力下降或失调。

4. **实验室检查** 当有严重疲乏或有其他症状出现时考虑进行实验室检查,包括全血细胞计数和分类、血红蛋白/红细胞压积;电解质;肝肾功能;促甲状腺激素。

5. **评估量表的使用** 常用的疲乏评估量表分为单维度评估量表(简单测量疲乏的程度)和多维度评估量表(测量疲乏的性质、严重性、影响疲乏的因素等)。单维度量表为简易疲乏量表(BFI)、数字量表、Likert量表等。多维度量表有癌症患者生存质量核心问卷(EORTC QLQ-C30)、癌症患者功能评估-疲乏量表(FACT-F)、疲乏症状量表(FSI)、多维疲乏量表(MFI-20)、Piper疲乏量表及其修订版(PFS)。患者的疲乏日记也不失为一种较好的评估方法,疲乏日记要求患者记录关于疲乏的所有感觉,包括发生的时间、持续的长短、疲乏的程度、缓解的方法等,有利于护患双方全方位地了解疲乏,从而帮助患者适时采取各种应对措施。

(1)单维度量表:

1)简易疲乏量表:由美国 M.D.Anderson 癌症中心研制,10 分制,0 分表示没有疲乏,10 分表示非常疲乏;轻度为(2.57±1.04)分,中度为(5.18±1.41)分,重度为(8.41±1.35)分。

2)视觉模拟量表:患者根据自己症状的严重程度在一条长 10cm 的直线上做标记。

3)数字量表:以一条 10cm 直线上 0~10 数字来表示患者症状的程度。

4)Likert 量表:在数个不连续等级上选择。

(2)多维度量表:

1)癌症患者生存质量核心问卷(EORTC QLQ-C30):包含 30 个条目,分为 5 个功能领域,即躯体功能量表、角色功能量表、情绪功能量表、认知功能量表、社会功能量表;9 个症状领域,即疲乏量表、恶心/呕吐、疼痛量表、呼吸困难、睡眠障碍、食欲丧失、便秘、腹泻、经济困难,条目评定分为 4 级(1 级为完全没有,2 级为有一点,3 级为相当,4 级为非常)和 1 个总生存质量领域——总体生存质量量表,条目评定分为 7 级(1 级为很差,7 级为很好)。

2)癌症患者功能评估-疲乏量表(functional assessment of cancer therapy-fatigue, FACT-F):Celia 编制的 FACT-F 包含癌症患者功能评估总量表和

13个条目的疲乏分量表。该13个条目的分量表之后被发展为慢性病治疗功能评估-疲乏量表(FACIT-F),用于评估慢性病患者(包括肿瘤患者)的疲乏状况,如"我感到无精打采(提不起精神)""因为累,我不得不限制我的社交活动"等,共包含13个条目,每个条目按0(一点也不)~4(非常)共5级计分。总分越高,表示疲乏水平越低。FACT-F内在一致性很高。总的问卷很长,对患者可能是负担,但关于疲乏的部分简明扼要,易于使用。该问卷是为接受治疗的患者所设计,限制了其使用范围。

3)疲乏症状量表(fatigue symptom inventory, FSI):由近1周来疲乏程度(4条)、持续时间(2条)、疲乏对生活质量的影响分量表(7条)三个维度,共13条项目组成。需要调查对象对近1周最重、最轻、平均和现在疲乏程度进行评估,分11个评价等级(0表示一点也不疲乏,10表示极度疲乏)。疲乏对生活质量影响分量表则分别评价在近1周疲乏对日常活动、独立洗漱、工作、注意力、与他人交往、娱乐活动和情绪的影响,也分为11个等级(0表示一点也不影响,10表示影响极大)。最后2项评价疲乏的持续时间,也就是近1周来感到疲乏的天数(0~7天)和平均每天疲乏的时间(0表示每天都不疲乏,10表示整天都感到疲乏)。

4)多维疲乏量表(multidimensional fatigue inventory, MFI-20):是由20个条目组成的自评疲乏量表,包括一般性疲乏、体力疲乏、活动减少、动力下降以及脑力疲乏5个因素,每个因素包含4个条目。

每个条目用 Likert 5 级评分法,其中表述疲乏的条目(2、5、9、10、13、14、16、17、18、19)为正向计分,不表述疲乏的条目(1、3、4、6、7、8、11、12、15、20)为反向计分。得分越高,说明疲乏程度越高。

5)Piper 疲乏量表及其修订版:原版 PFS 是 Piper 在 1989 年为肿瘤患者特别研制的多维度量表,分疲乏自陈基线量表(42 个条目)和疲乏自陈现状量表(40 个条目)2 个分量表,分别评估患者癌症确诊或治疗 6 个月前和现在疲乏的 7 个方面。PFS 可以使研究者全面认识患者的疲乏,但存在问卷过长、陈述不够清晰、格式复杂的问题,且很多条目的陈述和回答都是以回答者患有疲乏为前提的,因此此量表最好应用于通过筛选而具有疲乏的患者。目前的 PFS 版本简称为 R-PFS,是在 1998 年修订的,包含 22 个条目和 5 个开放性问题,采用 0~10 分评估患者目前疲乏水平的 4 个主观方面(行为/严重性、情感、知觉、认知/情绪),0 分表示没有,10 分表示最重。R-PFS 比原版 PFS 短而易于使用。

【治疗原则】

关于 CRF 的临床干预策略,美国国家综合癌症网络(National Comprehensive Cancer Network,NCCN)癌因性疲乏指南 2019 年第 1 版将其分为 3 个部分:积极抗肿瘤治疗过程中患者的干预、抗肿瘤治疗结束后患者的干预、终末期患者的干预。积极抗肿瘤治疗过程中患者的干预及抗肿瘤治疗结束后患者的干预,NCCN 指南中对二者并无明显区别,对于终末期患者的干预主要以提高生活质量为导向,对这三类不同临床阶段的 CRF 患者的干预,主要有三大治疗手段——教育咨询、非药物干预和药物干预。

1. 教育咨询 对患者及其家属进行宣教及引导学习。患者在未出现疲乏前,向患者及家属说明癌因性疲乏的诱因、机制等相关信息的宣教;已知化疗、放疗、免疫治疗等期间及治疗结束后可能出现疲乏模式的相关信息(如疲乏出现的大致时间,持续时间,即使予以预防及对症处理后仍不能避免疲乏的产生);确认治疗相关疲乏并不一定意味疾病进展;预期的终末期症状;可能的强度差异。

2. 非药物干预

(1)运动疗法:机体体力活动减少和体重指数升高是 CRF 产生的一个重要原因。美国临床肿瘤学会(American Society of Clinical Oncology, ASCO)指南推荐,除非存在禁忌(如明显溶骨性骨转移、显著血小板减少、发热或明显感染等),每周进行 150 分钟的中度有氧运动(如快走、骑自行车、游泳),以及力量训练 2~3 次(如举重)。

(2)身心干预:包括放松训练、正念减压、瑜伽、针灸等。随机对照试验证明了正念减压法和瑜伽对于 CRF 的益处,而针灸在 CRF 患者中的好处还需要进一步的大样本研究。

(3)控制睡眠障碍:睡前温水浴或饮用一杯温牛奶、晚餐后避免饮用含有咖啡因的饮料、临睡前排空膀胱、创造有利于入睡的环境(黑暗、安静)以及减少白天小睡时间等。对这些措施无效的患者,可能需要药物来帮助入睡。

3. **药物干预**

（1）治疗病因及 CRF 相关的身体症状：化疗后骨髓抑制、贫血、甲状腺功能减退、性腺功能减退、疼痛等均可导致不同程度疲乏，针对病因，予以积极的对症支持治疗。如对肿瘤患者的疼痛，使用非甾体抗炎药、吗啡等；对情感障碍患者，使用 5-HT 再摄取抑制剂；对肿瘤化疗引起的贫血，使用红细胞生成素；对睡眠紊乱的患者，使用安眠药等。

（2）精神兴奋药：包括哌甲酯、莫达非尼、右苯丙胺。

（3）激素：包括氢化可的松及孕酮。

（4）其他药物：一项开放性研究的结果显示，左卡尼汀补充剂可以改善疲乏，并显示出良好的应用前景。

【症状护理】

1. **去除影响因素** 纠正包括贫血、恶病质、白细胞低下等影响因素。

2. **行为放松技巧** 护理人员应充分了解患者的心理状态和心理特征，运用交谈法、冥想法，或经过专家的心理咨询，减轻患者的焦急和抑郁情绪，改善疲乏症状。

3. **音乐疗法** 可以降低血压、减慢呼吸频率和心率，且可缓解焦虑、恐惧、无助等情绪。

4. **合理运动锻炼** 美国肿瘤护理学会循证医学小组研究人员指出，锻炼是目前证明有效的干预措施,特别是有氧运动。运动计划应个体化,要结合患者的年龄、疾病的发展阶段、身体状况制定合适的运动计划,但须注意应在安全的环境下,有专人指导,循序渐进地进行。要教会患者如何进行安全锻炼,包括监测自己的脉搏,如有异常症状和体征,及时通知医护人员。最有益的项目有散步、慢跑、骑自行车、游泳等。运动可以改善患者的生理和心理状态,提高生活质量,家中行走锻炼是减少疲乏和情绪抑郁、改善生活质量的安全、有效的方法。

5. **认知行为干预** 一些行为干预(听音乐、看电视、联想等)可使患者不至于将注意力全部集中于化疗不良反应引起的痛苦上,即通过转移肿瘤患者注意力和提高其反应灵敏度来缓解化疗带来的疲乏症状。

6. **睡眠管理** 规律的睡眠有利于维持良好的生物节律,间断的睡眠、不良的睡眠习惯或在白天很少活动都会导致生物节律紊乱,加重疲乏。通过以下手段可以有效地调节睡眠:改善环境,为患者提供安静、舒适、温湿度适宜的睡眠环境;帮助患者制定作息计划;采取舒适的卧位进行睡眠;睡前禁止饮咖啡、浓茶等饮料;睡前禁止做剧烈的运动;入睡前行温水浴或温水泡脚等;改善焦虑、抑郁,缩短入睡时间,提高睡眠质量。

【健康教育与随访】

(一)健康教育

对患者进行活动与休息相关的健康教育,使其保持良好的状态,有利于减轻患者的CRF。在实施健康教育时,应根据患者的心理状态、文化程度、个人素质、对疾病的认知、需求及生活方式的不同,采取不同方式、不同程度的教育指导。因此,实施健康教育应注意以下几点:

1. 由接受过CRF专职培训的护士进行指导,是保障健康教育效果的有效手段。

2. 认真倾听患者的主诉,及时记录、了解患者的思想动态变化。

3. 在实施教育指导时,要尊重患者的知情同意权。

4. 根据疾病不同的阶段,制定不同的干预措施。

(二)随访

根据患者的具体情况,可以开展电话随访、团体访视、门诊随访、家庭随访4种形式。其中,以护士为主体,临床应用最多的是电话随访的形式。电话随访程序及内容包括:

1. 将患者的信息登记在电话随访记录本上,在患者完成第1次化疗出院后开始进行电话随访,每周1次。

2. 规范电话回访时间、内容及回访人员的工作制度。出院第1天即开始电话随访,了解患者回家途中和回家后身体适应状况,出院第7天、第14天、第21天进行电话随访。

3. 评估患者化疗后的不良反应及应对方式,了解患者定期复查血常规、用药、饮食、营养、运动休息的情况,进行疲乏评估,指导患者以日记形式记录疲乏和活动。

V. 食欲缺乏

【定义】

化疗引起食欲缺乏是指,在抗肿瘤治疗过程中,由于治疗的不良反应导致食欲不佳或者进食欲望降低。表现为可能会比平常吃得少很多或者完全不想吃东西。

【发生机制】

化疗引起的食欲缺乏可能与由化疗引起的嗅觉和味觉改变、饱食感、吞咽困难、抑郁、疼痛、恶心、呕吐等有关。严重时可发展成为厌食。化疗引起的食欲缺乏机制不明,但是要与肿瘤厌食症相区别。以下是肿瘤厌食、食物摄入量调节和食欲增强减退的机制。

一般肿瘤患者厌食发生的机制是指,由于肿瘤原因导致的下丘脑内的摄食调节中枢功能减退或受损,以及大脑的皮质特定区域中食物刺激处理中枢功能减退或受损;此外,肿瘤组织本身或者会诱导机体释放活性物质如 TNF-α、IL-1 和 IL-6 等,炎性细胞因子也有可能使患者发生厌食。厌食是肿瘤患者生存率的独立影响因素之一。

在下丘脑,弓状核接收来自周围的信息,并整合这些信息输入,通过二级神经元调节食物的摄入量。根据传递给大脑的信息,外周信号可能会不同程度地激活/抑制阿黑皮素原(pro-opiomelanocortin, POMC)/可卡因-苯丙胺调节转录肽(cocaine-amphetamine regulated transcript, CART)和神经肽Y(neuropeptide Y, NPY)/刺鼠相关蛋白(agouti-related protein, AgRP)神经元。当能量不足的信号出现时,厌食症患者体内POMC/CART神经元受到抑制,食欲增强;NPY/AgRP神经元被激活,导致能量摄入增加。当能量过剩信号发出时,NPY/AgRP神经元受到抑制,POMC/CART神经元被激活(图2-4)。

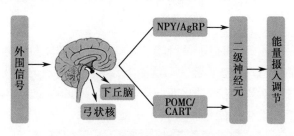

图2-4 下丘脑调节食物摄入量的示意图

正常情况下,能量的摄入是由下丘脑外周信号整合决定,这些信号传递的信息包括人体的肥胖状况、消化过程和人体内细胞的代谢状况。这些信号包括脂肪细胞的瘦素、十二指肠来源的胆囊收缩素和内脏来源的肽YY,抑制能量摄入。其他信号刺激能量摄入,包括胰源性胰岛素和胃源性胃饥饿素。在患者患癌期间,肿瘤-宿主免疫相互作用导致神经免疫激活。细胞因子表达的增加会破坏下丘脑的神经递质,尤其是在细胞因子激活的弧形核内调节饱腹感和减少食物摄入的POMC/CART神经元。这种效应在一定程度上是通过血清素的合成和释放介导的(图2-5)。

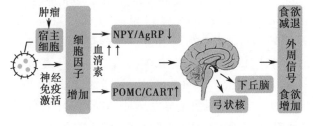

图2-5 脑弓状核中食欲增强和食欲减退信号平衡图

此外,细胞因子可能抑制调节食欲和能量摄入的NPY/AgRP神经元。这些下丘脑神经递质的变化导致对周围信号的"抵抗",这些信号告诉大脑周围正在发生的能量不足。大量证据表明,细胞因子可能通过模仿过度负反馈信号的下丘脑效应,在长期抑制进食方面发挥着关键作用。图2-5中没有显示肿瘤引起的下丘脑神经元能量代谢的变化,但它们可能参与了癌症厌食症的发病机制。

【相关因素】

肿瘤疾病因素、各种抗肿瘤治疗不良反应引起胃肠道功能紊乱、胃排空延迟、吸收不良,导致食欲下降。这些疾病相关因素包括上消化道梗阻、肠梗阻、恶病质、大量浆膜腔积液等,与肿瘤相关不良症状如疼痛、吞咽障碍、呼吸困难、高热、严重失眠、情绪低落等协同,导致中枢神经系统的进食调节功能紊乱,涉及中枢神经系统释放促炎神经肽和其他神经递质之间的复杂关联。这些神经内分泌通路的失调直接导致饱腹感和厌食,甚至易怒。肿瘤组织向循环系统释放引起厌食的活性物质或肿瘤本身诱导患者代谢异常致使宿主组织释放这类物质,如TNF-α、IL-1和IL-6等炎性细胞因子和蛋白分解诱导因子等可抑制食欲。

化学药物治疗是肿瘤患者常用治疗方法,细胞毒类抗肿瘤药物在杀伤肿瘤细胞的同时,也会对正常的组织细胞产生不同程度的损伤,导致一系列的毒性反应。例如,味觉改变可引起食欲差,化疗引起的胃肠道反应也会导致食欲差,食欲差的人可能会比平常吃得少很多或者完全不想吃东西。另外,化疗引起的口干也可以影响食欲。

【筛查与评估】

(一)筛查

1. **高危人群** 姑息治疗指南推荐,凡存在致厌食因素(如黏膜炎)患者,接受抗肿瘤治疗前需行厌食状态评估并实施相应措施;正在接受放、化疗的肿瘤患者同时接受饮食+营养教育和/或饮食+口服营养补充(oral enteral nutrition,ONS),以改善营养状况;针对厌食治疗措施无效时,重新评估患者营养状态、产生厌食原因,并尝试新的措施,即肠内营养治疗(enteral nutrition,EN)和/或肠外营养治疗(parenteral nutrition,PN)。

2. **营养风险筛查** 所谓"营养风险(nutritional

risk)"系指现有的或潜在的与营养有关的因素导致患者不利临床结局的风险,而不是指"发生营养不良的风险"。营养风险的概念有两个方面内涵:①有营养风险的患者发生不良临床结局的可能性大;②有营养风险的患者更可能从营养治疗中受益。

计算患者的体重指数(body mass index,BMI),BMI=体重/身高^2(kg/m^2),中国人成人BMI正常值范围为$18.5kg/m^2 \leq BMI < 23.9kg/m^2$,$24.0\sim27.9kg/m^2$为超重;$\geq 28.0kg/m^2$为肥胖;$< 18.5kg/m^2$为低体重。

(二)评估

1. **评估量表** 常用的食欲评价法包括依据"基于症状评估"问卷法和视觉模拟评分法(visual analogue scale, VAS),对肿瘤患者是否发生肿瘤相关性厌食(cancer-related anorexia, CA)以及发生程度进行评估。前者采用的是厌食/恶病质治疗的功能性评估[anorexia/cachexia subscale(A/CS)of the functional assessment of anorexia/cachexia therapy],即FAACT-A/CS量表法,计算总分值≤ 24分,认为患者存在食欲差。

2. **视觉模拟评分法** 对患者过去1周食欲情况进行评估,0~2分表示正常食欲;3~5分表示轻度厌食;6~8分表示中度厌食;>8分表示重度厌食(图2-6)。

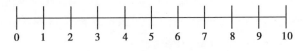

图2-6 视觉模拟评分法

3. 对营养不良的评估　根据《中国肿瘤营养治疗指南》,符合以下 3 项中至少 1 项者诊断为营养不良:①体重指数(body mass index, BMI) < 18.5kg/m^2,同时伴有一般情况差;②入院前 1 周摄食量减少 75%;③入院前 1 个月内体重丢失 5% 或 3 个月内体重丢失 15% 者。

【治疗原则】

1. **推荐临床应用多学科综合管理和改善肿瘤患者的食欲及生活质量**　多学科管理团队的成员包括临床医生、护士、营养师和物理治疗师,必要时可加入心理治疗师、临床药师、职业治疗师和社会工作者等,干预内容包括厌食及其相关前驱症状(如恶心、失眠、便秘、腹胀等)的管理、营养教育和体质锻炼,每周至少召开 1 次多学科会议,团队内成员充分讨论、沟通患者情况,并针对症状给予相应的指导。依据患者及家属的需求给予稳定的随访,一般 1~2 周随访 1 次。

2. **推荐以营养师为主导的肿瘤患者饮食指导**　改善肿瘤患者的食欲、体重和生活质量,经口营养干预包括日常的饮食指导及是否增加营养补充剂等。饮食注意:避免食用有刺激气味的食物,尽量少食多餐,多吃高热量高蛋白的食物,如肉类、坚果、牛奶、鸡蛋等。营养补充剂包括蛋白质补充剂、维生素、矿物质和其他混合物补充剂等。

3. **推荐应用抗阻运动和/或有氧运动改善肿瘤患者的生活质量**　建议在理疗师/运动生理学

家/护士(经过相关培训)的指导下进行抗阻训练和/或有氧运动,抗阻运动包括俯卧撑、哑铃、蹲起、杠铃旋转、台阶运动、仰卧起坐等,每次45~60分钟,每周2次或3次,共12周;有氧运动包括骑单车和步行,每次15~30分钟,每周2次或3次,共12周。但尚无明确证据显示可以改善肿瘤晚期患者的体重和生活质量。

4. 推荐通过中医穴位按压来改善肿瘤患者的生活质量 具有相应资质的医生/护士用拇指指腹或连续伸屈拇指第一指关节来进行按压,主穴为"中脘"、双侧"足三里""内关""神门";若心脾两虚,则加"心俞"及"脾俞";若心肾不交,则加"心俞"和"肾俞";若脾胃不和,则加"脾俞"和"胃俞";双侧穴位隔日轮换,直到患者出现酸、麻、胀的感觉,每次6穴,每穴10分钟,每天1次,共2周。但目前尚无明确证据显示可以成功改善食欲及体重,建议谨慎使用。

5. **推荐使用相关的药物改善食欲减退** 应用甲地孕酮可以改善肿瘤患者食欲,应用米氮平可以改善肿瘤患者因抑郁产生的食欲下降或丧失,应用甲氧氯普胺可以改善胃轻瘫肿瘤患者的食欲,也可考虑应用奥氮平/地塞米松改善临终肿瘤患者的食欲。食欲下降或丧失的肿瘤患者每天口服甲地孕酮400~800mg;抑郁相关食欲下降或丧失的肿瘤患者每天睡前口服米氮平7.5~30.0mg;胃瘫(饱腹感)的患者在三餐及睡前口服甲氧氯普胺5~10mg,该建议针对预期寿命达数月或数年时。

【症状护理】

1. 进食方法及就餐环境

（1）饮食指导：遵循《中国居民膳食指南（2016）》《恶性肿瘤患者膳食指导》《中国肿瘤营养治疗指南》。

饮食指导可以增加食物摄入量，避免肿瘤治疗过程中出现的体重丢失或者导致治疗的中断。如果饮食指导不能满足需求，需要开始人工营养（ONS、管饲、PN）。均衡饮食。

（2）制订一份食物计划表，拆分饮食，将每天的食物分成5~6餐，以小分量的形式提供营养丰富的食物，患者更容易接受小分量的食物。

（3）在愉快的环境下，与愉悦的对象一起，有充足的时间享用制作精良、丰富多样、美味可口的食物。

（4）患者常合并一些症状，具体的饮食建议如下：①食欲缺乏：膳食和饮品需富含营养，提供小分量，充分利用患者具有食欲的时间段。②吞咽困难：调整食物的质地，通过小分量来缓解吞咽不适及避免疲劳，因为后者可以加重吞咽困难，增加误吸的风险；确保患者在用餐时具有合适的体位，从而有利于食物的动力；避免食物堆积在口腔中。如果患者对液体吞咽困难，摄食可以胶状或乳脂类的为主；相反，如果对固体吞咽困难，可准备质地柔软的食物。③黏膜炎：细嚼慢咽，同时使用常温食品；保持口腔卫生；摄入柔软、光滑或者细碎的混合有水分或汤汁的食物，避免辛辣刺激的饮食，比如瓜果皮、辛辣的、酸的或煎炸的食物。这些建议避免黏膜的疼痛，缓解因唾液腺分泌减少而引起的口腔干燥等不适，同时改善食物的风味。

（5）规律生活，制定合理的饮食计划，每日定时间段进餐，到了时间就会产生食欲。可以少量多次进食，在三餐之间加餐。

（6）科学地加工、烹调食物，注重搭配，色、香、味俱全，造型别致的食物会使人体产生条件反射，分泌出大量消化液，增加患者的食欲。

（7）使用鲜红色（使用蒽环类药物的患者禁用）、粉红色或者橙色的食材，可以促进患者的食欲，如红色柿子椒、西红柿、胡萝卜等，选择淡蓝色的餐桌或者桌椅会缓解患者焦虑的心情。绿色食物有助于稳定心情，减轻紧张情绪。相反，黑色或者暗红色等深沉的颜色，则不会引起患者的食欲。

（8）就餐时保持良好的心情：就餐前可做自己喜欢的事，如听音乐、看书等，让患者保持良好的就餐心情。

（9）注意戒烟、戒酒。

（10）适当运动：每日2次，每次30分钟左右，在身体条件允许且不引起继发疲劳的情况下，以有氧运动为主，可以进行慢跑、散步、太极拳等运动。

2. 干预化疗引起的口干导致的食欲差

（1）唾液缺乏或者黏稠时首先会影响到口腔黏膜，使得细菌或者真菌过度生长，影响一系列功能如吞咽、进食、说话、味觉和假牙的佩戴。肿瘤化疗主要是利用化学药物注射入体内进行治疗，化疗药物在杀死肿瘤细胞的同时也会对人体正常的细胞产生损害，导致唾液腺分泌抑制，从而出现口干症状。

（2）缓解口干从饮食入手：口干患者在一日三餐的饮食上要特别注意。每日饮食干、稀结合，尽量多喝汤水，每日进饮量须在2 500ml以上。口干饮食以清淡、软食为主，注意不宜过咸，否则会加重症状。避免辛辣、咸酸、粗糙、干硬及刺激性食物，尤其是口腔出现溃疡时不仅刺激伤口，对肠胃食欲以及口腔唾液都会有影响。口干者多食新鲜果蔬，刺激唾液腺分泌。多吃酸味的新鲜果蔬如山楂、杏、猕猴桃、草莓等，它们都含有丰富的粗纤维，须经充分咀嚼方能下咽，而咀嚼的过程中可以有效刺激唾液腺分泌。但是，有胃病或胃酸分泌过多的老人不建议采用此办法。对于肿瘤患者口干等不良反应，补硒调理也可有效缓解。给予患者安慰，并向其说明口干发生的原因及其对策，使患者在心理上有适应过程。一旦口干症状出现后，患者有充分的思想准备，能面对现实，树立战胜疾病的信心。

（3）口干健康教育：戒烟、酒，及时评估患者的饮食与营养状况，适当配合给予静脉营养。中医研究表明用西洋参、金银花、胖大海、橘皮等泡水喝，有生津止渴的作用；减少或避免在天气变化的时候外出，风沙天气戴好口罩。

3. **相关前驱症状的管理**　如恶心、失眠、便秘、腹胀等，详见其他相关章节。

【健康教育与随访】

1. 注意饮食多样化，三餐的饭菜种类尽量多一些,保证营养全面且丰富。

2. 每天进食 6~8 顿少量的餐食或零食。

3. 多食淀粉和蛋白质含量高的食物,比如面包、意大利面、土豆(淀粉含量高),以及鱼肉、鸡肉、鸡蛋、奶酪、牛奶、豆腐、坚果、花生酱、酸奶、豌豆、黄豆(蛋白质含量高)等。

4. 适当饮用温凉的饮料和果汁。夏季可以多食菠萝或者萝卜等开胃的食物,菠萝的酶含量高,可以在两餐间加一杯菠萝汁。

5. 选择合自己口味的食物进食。

6. 营造舒适的就餐环境,与患者一起就餐。

7. 当患者不想吃东西时,给患者做果汁、奶昔或液体餐。

8. 将塑料餐具更换为金属餐具,避免塑料餐具带来的味道。

9. 可以用指腹以画圆方式按压足三里穴,能够调理脾胃功能,促食欲,助消化,每次 15 下,每天 2~3 次。足三里穴位于外膝眼下四横指、胫骨边缘。找穴时左腿用右手、右腿用左手以示指第二关节沿胫骨上移,至有突出的斜面骨头阻挡为止,指尖处即为此穴。

Ⅵ. 便秘

【定义】

正常人的排便习惯为 1~2 次 /d 到 1 次 /1~2d,

粪便多为成形软便；少数健康人可 3 次 /d 到 1 次 /3d。便秘表现为排便次数减少、粪便干硬和 / 或排便困难。排便次数减少是指每周排便少于 3 次；排便困难包括排便费力、排出困难、排便不尽感、排便费时以及需手法辅助排便。慢性便秘的病程至少为 6 个月。

【发生机制】

结肠功能正常时，通过重复、周期性收缩和蠕动吸收液体并把废物输送到直肠，主要由血清素或 5- 羟色胺（5-hydroxytryptamine, 5-HT）介导。钠通过主动转运通道被主动再吸收；水通过渗透。结肠分泌物通过氯离子通道介导，导致电解质和液体的净重吸收。直肠最终会膨胀，导致排便的冲动和直肠括约肌的收缩。结肠平均转运时间为 20~72 小时。便秘代表这些正常机制的破坏，原因可能是原发性（结肠或肛肠功能障碍）或继发性（疾病或药物相关）。便秘的原因可能包括正常运动障碍、粪便含量过多干燥、直肠胀感减弱、失去排便的冲动和直肠括约肌功能障碍。粪便在结肠里停留的时间越长，它就变得越干燥。阿片类药物引起的便秘（opioid-induced constipation, OIC）发生在滴定或增加阿片类药物剂量影响胃肠道阿片类受体后。

在肿瘤患者中，常见的诱发因素可分为器质性和功能性。器质性因素通常包括药物（特别是阿片类药物、长春花生物碱、5-HT$_3$ 拮抗剂类止呕剂、铁和抗抑郁药）、代谢异常（特别是脱水、高钙血症、低钾血症和尿毒症）、神经肌肉功能障碍（自主神经病变和肌病)、结构性问题(腹部或盆腔肿块、放射性纤维化)和疼痛。功能性因素包括年龄、不良的食物和液体摄入量以及如厕时缺乏隐私性(表2-10,表2-11)。有关肿瘤患者便秘最常见药物的信息来自小规模研究和专家综述(表2-12)。

表2-10 疾病晚期便秘相关的器质性因素

器质性因素	举例
药物	阿片类镇痛药、抗酸药、止咳药、抗胆碱药、抗抑郁药、止吐药、神经抑制剂、铁、利尿剂、化疗药物
代谢问题	脱水、高钙血症、低钾血症、尿毒症、糖尿病、甲状腺功能减退
神经肌肉功能障碍	肌病
神经系统疾病	自主神经功能障碍、脊髓或脑肿瘤、脊髓受累
结构问题	腹部或盆腔肿块、放射性纤维化、腹膜癌
疼痛	癌性疼痛、骨痛、肛门直肠疼痛

表2-11 疾病晚期便秘相关的功能性因素

功能性因素	举例
饮食	纤维摄入量低、厌食症、食物和液体摄入量低
环境	缺乏隐私、在如厕时需要帮助、文化问题
其他	缺乏活动、年龄、抑郁、镇静

表 2-12　肿瘤患者便秘的治疗相关原因

药物	原理
非阿片类镇痛药	所有阿片类药物都会引起便秘。耐受性不是随着时间的推移而观察到的,这种效应的剂量-反应关系是平坦的,而且严重程度与剂量无关。一些数据表明,芬太尼、美沙酮以及口服羟考酮/纳洛酮联合制剂的不良反应较轻
血清素 5-HT$_3$ 受体拮抗剂	5-HT$_3$ 受体拮抗剂在止呕时减慢结肠运输,增加液体吸收和增加左结肠顺应性。经常使用泻药治疗
长春花生物碱	所有长春花生物碱都有明显的神经毒性和延长胃肠道运输时间。最严重的不良反应为长春新碱和长春地辛;长春碱少见,长春瑞滨罕见。含长春新碱的不良反应与剂量有关,在总剂量为 > 2mg 的患者中更为常见和严重
沙利度胺	除镇静外,便秘是沙利度胺最常见的不良反应
其他药物	肿瘤治疗中常用的便秘药物包括具有抗胆碱能作用的药物(抗痉挛药、抗抑郁药、吩噻嗪类药物、氟哌啶醇、抗酸剂)、抗惊厥药或抗高血压药、铁补充剂和利尿剂

【相关因素】

1. 生活方式因素　饮食结构不合理,食物中缺乏膳食纤维、水分摄入不足;患者卧床时间长,活动量明显减少,使肠蠕动减慢,致使粪便在肠内停留时间过长,水分过量吸收引起便秘;忽略或抑制便意,应用缓泻剂和/或灌肠过度或不当,导致排便习惯改变等。

2. **病理因素** 各种肿瘤、炎症或其他因素引起的肠梗阻、肠扭转、高钙血症、低钾血症、脊髓损伤、肛门直肠功能异常、精神心理障碍(如抑郁、厌食)等。

3. **治疗因素** 长期使用抗酸药、抗抑郁药、抗组胺药、钡剂、降压药、铁剂、阿片类止痛药、部分化疗药物(如长春新碱)以及 5-HT 受体拮抗剂,都可能引起便秘。

【筛查与评估】

(一)筛查

在患者化疗全程期间,常规进行便秘的系统筛查。使用定量或半定量评估量表记录筛查结果,如每日询问大便次数,关注患者是否出现排便次数减少粪便干硬和/或排便困难(排便次数减少是指每周排便少于 3 次;排便困难包括排便费力、排出困难、排便不尽感、排便费时以及需手法辅助排便);或采用肠道功能指数(bowel function index, BFI)量表,即 3 个条目组成的便秘自评工具,对患者过去 1 周的情况进行评估,包括排便困难程度、排便不尽感和患者的自我判断,每个条目 0~100 分,0 分表示无困难,100 分表示非常困难,3 个条目的平均得分为 BFI 最终得分,≥ 28.8 分表示存在便秘。对于存在便秘患者再进行全面评估,以提供早期干预。

(二)评估

合理、有效的评估是提供个体化治疗和护理的关键措施。目前国内外关于便秘的评估工具主要包括便秘的风险评估、便秘的症状评估以及便秘相关的生活质量评估等。

1. 便秘的风险评估

（1）便秘风险评估量表（constipation risk assessment scale, CRAS）：2004年由Richmond和Wright研发，该工具由4个部分组成，第1部分包括患者的性别、活动度、纤维素摄入、液体摄入和全麦食品摄入五个方面；第2部分仅适用于住院患者或需便椅/便盆的患者，测评是否有改变如厕设施后引起的排便困难；第3部分包括引起便秘的生理和心理两个方面的因素；第4部分包括多种增加便秘风险的药物。各条目逐一赋分，最低分为1分（性别得分），然后依据患者当前的状况逐项加分，分数越高表明便秘风险越大，<10分为低便秘风险，11~15分为中等便秘风险，≥16分为高便秘风险。

（2）Norgine便秘风险评估工具（Norgine risk assessment tool for constipation, NRAT）：于2005年Kyle等在系统检索相关文献的基础上由Norgine制药有限公司支持编制，2007年作者将量表修改为目前使用的名称，即NRAT。该量表可应用于成年患者，包含身体状况、用药情况、如厕设施、活动度、营养摄入、每天饮水量6个部分，每个部分含多种情况描述并赋分，总得分越高，便秘风险越大，同时也提出了便秘高危人群需采取的预防措施。

2. 便秘的症状评估

（1）便秘评估量表（constipation assessment scale,

CAS）：CAS 是一个由 8 个条目组成的自评工具，最初形成是用于评价接受阿片类或长春碱类药物治疗的肿瘤患者是否发生便秘及其严重程度，包括与便秘相关的 8 种症状——腹部鼓胀或胀气、排气数量的变化、排便频率降低、稀便、直肠梗阻和压迫感、排便时伴直肠疼痛、粪量较少、排便失败。该工具采用 Likert 3 级评分法，0 分表示无症状，1 分表示轻度，2 分表示重度，所有条目得分相加即为总分（0~16 分），总分≥1 分即表示存在便秘。该量表有较高的内部一致性，Cronbach's α 系数为 0.7。

（2）Knowles-Eccersley-Scott 症状评分工具（Knowles-Eccersley-Scott-symptom questionnaire，KESS）：KESS 是一个由医务人员使用的 11 个条目的便秘评估量表，用以识别便秘及对便秘进行分型。评价的项目包括疾病病程、缓泻剂的使用、排便频率、是否有出现便意但排便失败的情况、排便不尽感、腹部疼痛、腹胀、灌肠或者需手法辅助排便的次数、排便时长、排便困难程度和不用缓泻剂时粪便的性状。采用 Likert 4 级和 5 级评分法，总分为 0~39 分，≥11 分表示存在便秘。

3. 便秘相关的生活质量评估

（1）便秘患者生活质量自评问卷（patient assessment of constipation quality of life questionnaire，PAC-QOL）：PAC-QOL 是对慢性便秘患者生活质量进行评估的一个特异性量表，包括 28 个条目 4 个维度，即躯体不适（条目 1~4）、心理社会不适（条目 5~12）、担心和焦虑（条目 13~23）、满意度（条目 24~28）。调查患者近2周的生活质量,采用5级评分。各种不适按程度从"完全没有"到"极大"分别赋予0~4分。其中条目18、25~28为反向条目,各个维度得分为该维度所有条目的平均分。总分为所有条目的平均分,得分越高代表生活质量越低。

(2)便秘相关生活质量评分(constipation related quality of life, CRQOL):针对便秘的疾病特异性生活质量评估工具,分为4个维度和18个条目。所有条目均采用5分法评分,得分越高,对生活质量影响越大。

(3)便秘相关失能量表(constipation related disability scale, CRDS):主要评估便秘对患者日常生活的影响,共包含13个条目,以0~4分计分。得分越高,提示完成此事件的难度越大,患者丧失的生活能力越多。

4. **分级标准** 按照美国国家癌症研究所常见不良反应事件评价标准4.0版(CTCAE 4.0版),将便秘分为5级(表2-13)。

表2-13 CTCAE 4.0版关于药物导致便秘的判定标准

不良反应	1级	2级	3级	4级	5级
便秘	偶然或间断性出现;偶然使用粪便软化剂、缓泻剂、饮食习惯调整或灌肠	持续使用缓泻剂或灌肠;影响工具性日常生活活动	需手工疏通的顽固性便秘;影响个人日常生活活动	危及生命;需要紧急治疗	死亡

【治疗原则】

1. 最佳实践是基于预防和自我护理策略之间的平衡,以及口腔和直肠泻药处方。

2. **在便秘管理中预防和自我护理的关键因素** 确保隐私和舒适感,从而使患者能够正常排便;体位(为了辅助重力,一个小的脚凳可以帮助患者更容易地施加压力);增加液体摄入;在患者可承受范围内增加活动(即使从床到椅子);处方阿片类药物时需要进行便秘的预期管理。

3. 有证据表明,腹部按摩可以有效降低胃肠道症状和改善肠道功能,尤其是在那些伴有神经性问题的患者。

4. 当需要泻药,首选包括渗透泻药(聚乙二醇、乳果糖或硫酸镁和硫酸盐)或刺激性泻药(塞纳叶、比沙可啶和匹克硫酸钠)。

5. 硫酸镁和硫酸盐会导致高镁血症,肾功能损害患者应该谨慎使用药。

6. 直肠指诊确认全直肠或粪便嵌塞,栓剂和灌肠为首选一线治疗。

7. 灌肠是中性粒细胞减少或血小板减少患者的禁忌,包括麻痹性肠梗阻或肠阻塞、近期结直肠或妇科手术、最近肛门或直肠损伤、严重的结肠炎、腹腔炎症或感染、中毒性巨结肠、诊断不明的腹痛或近期盆腔放疗。

8. **其他情况下便秘的处理原则**

(1)阿片类药物引起的便秘:

1)除非既往有腹泻的禁忌,所有接受阿片类镇痛药的患者应同时处方一种泻药。

2)泻药治疗包括一线治疗方案,常优选渗透或刺激性泻药。

3)散装泻药如亚麻籽不推荐在 OIC 中使用。

4)通过Ⅱ期和Ⅲ期研究已经证明,联合使用鸦片/纳洛酮药物可降低 OIC 的风险。

5)对于未缓解的 OIC,新的靶向治疗(PAMORAs)可能是有价值的。

(2)粪便嵌塞:在没有疑似穿孔或出血的情况下,最好的做法是不嵌塞(通常通过新型一次性封闭式粪便采集器将粪便进行碎裂和提取),然后实施维护肠道方案,以防止复发。

(3)老年肿瘤患者便秘:

1)需特别注意对老年患者的评估。

2)确保使用厕所,尤其是行动不便的所有情况。

3)营养支持。

4)处理已知的食物摄取量减少(因衰老而产生的厌食症、咀嚼困难)对粪便的体积、连续性和肠道蠕动的影响。

5)优化排便,教育患者每天至少尝试排便 2 次,通常在饭后 30 分钟,并尽量不超过 5 分钟。

6)泻药必须个体化,并针对老年人的病史(心脏和肾脏合并症)、药物相互作用和药物不良事件的发生率。

7)定期监测慢性肾脏/心脏衰竭时,与利尿剂或糖苷类药物的同时处方(风险脱水和电解质失衡)。

8)聚乙二醇(17g/d)为老年患者提供了一种有效且可耐受的解决方案(良好的安全性)。

9)卧床患者和吞咽障碍患者(由于吸入性类脂性肺炎风险)应避免使用液体石蜡。

10)含盐缓泻剂(如氢氧化镁)尚未在老年人中检测过,使用时应谨慎,有发生高镁血症的风险。

11)不可吸收的可溶性膳食纤维或原料药应避免在非门诊低液体摄入量的患者,因为增加机械性梗阻的风险,具有疼痛和痉挛的风险,可考虑使用刺激性泻药。

12)如果吞咽困难或反复出现粪便嵌塞,直肠措施(灌肠和栓剂)可以是首选的治疗方法。等渗盐水灌肠是老年人的首选,因为磷酸钠灌肠在此年龄段有潜在药物不良事件的发生风险。

【症状护理】

1. **饮食护理**　向患者及家属讲明饮食与排便的关系,根据病情制定合理的饮食计划。增加高纤维食物和水的摄入,有助于防止便秘的发生。指导患者每日摄取纤维25~35g。鼓励患者每日液体摄入量在2L左右。忌食烈酒、浓茶、咖啡、蒜、辣椒等刺激性食物,少吃荤腥食物。

2. **排便指导**　了解患者的排便习惯,向患者及家属讲解保持大便通畅的重要性,根据个体差异,采取相应的护理干预建议,合理安排排便的时间和环境。指导患者在晨起后,无论有无便意,也应坚持定时如厕,以便建立排便反射,养成定时排便的习惯。排便时要注意力集中,不要看书报、抽烟或思考问题。为患者提供隐蔽的排便环境,在床上排便的患者要做好心理护理,注意保护患者的隐私。告知患者平时有便意时不能忍耐和克制,在输液治疗中及其他不方便排便时出现便意,应为其创造良好的排便环境,协助其进行排便。

3. **运动指导** 指导患者进行适当的体育运动,告知患者适当活动可促进直肠供血及胃肠动力,有利于排便。根据每个患者的具体情况,制订相应的锻炼计划,如散步、打太极拳等。

4. **用药护理** 护士应掌握正确用药的方法,熟知各类缓泻剂的适应证和禁忌证,严密观察患者用药的不良反应。例如,矿物盐类泻剂可引起电解质紊乱,故应谨慎用于老年人和心肾功能减退者;乳果糖等不吸收糖若长期服用可产生耐药性,且使用不当可造成严重腹泻,出现脱水、电解质紊乱,对老年张力迟缓型便秘效果不佳,这些泻剂对于进水受限和极度虚弱的终末期肿瘤患者应慎用,因大量服用可能导致胃肠胀气,使腹部紧张,甚至继发消化道的机械性梗阻。

5. **心理护理** 排便是通过神经反射形成的,焦虑、恐惧和悲观失望等因素可造成便秘。因此,护士要关心、安慰患者,缓解患者紧张、焦虑的情绪。

6. **严密监测并发症** 严重便秘可继发粪便嵌塞,甚至出现肠梗阻,因此出现便秘应及早发现,及时处理,连续监测便秘程度,预防并发症出现。如出现粪便嵌塞,应及时给予直肠栓剂解除。出现粪便嵌塞或肠梗阻时,禁止使用刺激性泻剂和全肠道动力药,以免引起肠管不协调运动继发肠穿孔等。

【健康教育与随访】

化疗间歇期给予出院患者电话随访,建立患者微信群,固定时间为患者答疑解惑。

1. 饮食宣教

(1)建议患者化疗前 1 晚开始至化疗结束,每天清晨、晚上睡前各服蜂蜜水 300ml。

(2)告知患者化疗期间宜进食清淡易消化食物,少食多餐,多食用富含维生素的新鲜蔬菜、水果及高纤维的膳食,如西红柿、豆类等。

(3)告知患者在增加纤维素摄入的最初几周,可能会经历腹部不适、胃肠胀气或排便习惯的改变。这些影响会因为慢慢增加纤维素用量而减小,肠道纤维耐受会增强,开始每天增加 3~4g 直至增加到每天 6~10g。

(4)建议患者适当进食有润肠通便作用的食物,如蜂蜜、芝麻、香蕉等。

(5)建议患者多饮水,特别是每天清晨空腹饮温开水 1 杯,化疗期间患者饮水保证在 2 000~3 000ml/d。

(6)告知患者忌食烈酒、蒜、辣椒等刺激性食物,少吃油腻食物。不鼓励饮用咖啡、茶和葡萄柚汁,因为这些饮料有利尿作用。

2. 排便指导

(1)对于卧床患者鼓励多翻身,指导其进行腹部按摩,方法如下:仰卧、全身放松,用一手掌放在肚脐正上方,用拇指及四指指腹顺时针走向(从右至左沿结肠走向)按摩,以促进肠蠕动,以促进排便。

(2)教会患者排便时可将双手压在腹部,做咳嗽动作,同时教会患者膈肌呼吸运动和腹部肌肉锻炼,可以增加腹压,促进排便;同时应集中精力,不要在排便时阅读报纸或做其他事情,养成良好的排便习惯。

Ⅶ. 腹泻

【定义】

正常人的排便习惯为 1~2 次/d 到 1 次/1~2d,粪便多为成形软便;少数健康人可 3 次/d 到 1 次/3d。正常粪便量一般少于 200g/d,含水量为 60%~80%,当粪便稀薄(含水量超过 85%)且次数超过 3 次/d、排便量超过 200g/d 时,或带有黏液、脓血便或未消化的食物时,则为腹泻。

化疗相关性腹泻(chemotherapy-induced diarrhea,CID)是肿瘤患者化疗中最为常见的并发症之一。CID 的典型临床表现为:化疗期间出现无痛性腹泻或伴轻度腹痛,喷射性水样便,一天数次或数十次,持续 5~7 天。严重者长达 2~3 个月。轻者会降低患者的体质和生活质量,频繁性的严重腹泻需要减少化疗剂量甚至中断化疗,严重者可导致水和电解质失衡、血容量减少、休克甚至危及生命。

【发生机制】

化疗相关性腹泻是恶性肿瘤患者化疗中常见的不良反应。长期腹泻不仅降低患者生活质量,影响患者营养状态及机体免疫,严重者可导致电解质紊乱、脱水、休克甚至危及生命。长期腹泻不能纠正可导致化疗中断,进而对化疗疗效产生影响。现有多种化疗药物可引起腹泻,其中伊立替康及氟尿嘧啶类药物最常见。

伊立替康导致迟发性腹泻为剂量限制性毒性,其机制尚不十分明确,在用药24小时后出现,发生率可达90%。中位发生时间为用药后第5天。临床前研究显示,伊立替康通过其活性代谢产物SN-38发挥抗肿瘤作用,而尿苷二磷酸葡萄糖苷酸转移酶1A1(UGT1A1)是参与伊立替康在体内代谢的重要的酶。UGT1A1基因多态性与伊立替康相关的迟发性腹泻、中性粒细胞减少具有相关性。活性物质SN-38通过肝脏UGT1A1转变为无活性的SN-38G,继而随粪便排出体外。而对于UGT1A1*28及UGT1A1*6纯合突变型患者,伊立替康在体内失活代谢减少,SN-38在体内蓄积,继而增加不良反应的发生风险。有研究显示,SN-38在肠道内的浓度及其与肠道上皮接触的时间是导致迟发性腹泻的关键。SN-38可引起肠道结构和功能的改变,如细胞凋亡增加、上皮细胞坏死、隐窝发育不全、小肠绒毛萎缩等。肠壁通透性增加,大量分泌水及电解质,进而导致腹泻。同时,内环境的改变亦为菌群失调的发生创造了一定条件,进一步促进腹泻的发展。有研究显示,UGT1A9以及UGT1A7的基因多态性也对伊立替康的相关毒性有一定影响。

氟尿嘧啶类药物早期可通过诱导细胞凋亡引起肠道损伤,表现为绒毛变短、隐窝破坏、杯状细胞减少等。5-FU通过降低紧密连接蛋白表达,增加肠道通透性,促进炎性因子及细菌渗透,从而进一步产生或加重肠道炎性反应及菌群失调,加速肠道损伤的发展。此外,肠道黏膜破坏,黏蛋白种类及含量减少,可从另一方面影响肠道黏膜的防御功能,进而加重腹泻。

【相关因素】

1. **肿瘤本身** 临床常见的胃肠癌、胰腺癌等可使肠道分泌量超过吸收,从而导致腹泻;有些肿瘤发展到一定程度会出现肠腔梗阻、贫血,甚至恶病质,造成肠黏膜损害,影响消化吸收功能而出现腹泻。

2. **手术原因** 胃肠道肿瘤手术常因切除部分肠段致肠道结构和功能改变,肠黏膜吸收面积减少而引发腹泻。

3. **化疗因素** 化疗药物对肠壁产生直接的毒副作用,干扰了肠细胞的分裂,引起肠壁细胞坏死及肠壁广泛炎症,造成吸收和分泌细胞数量之间的平衡发生变化,导致分泌过度、吸收面积减少而形成腹泻。

（1）有高度危险导致腹泻的化疗药物:伊立替康、5-Fu、紫杉醇、达卡巴嗪、卡培他滨。其中,以5-Fu和伊立替康引起的腹泻发生率最高,可达80%。

（2）可能导致腹泻的化疗药物:顺铂、奥沙利铂、多西他赛、培美曲塞等。

（3）可能导致腹泻的靶向治疗药物:厄洛替尼（特罗凯）、吉非替尼（易瑞沙）。

（4）联合用药:如5-Fu联合大剂量的甲酰四氢叶酸、伊立替康联合5-Fu等。

4. **放疗因素** 腹部、盆腔或腰部脊柱放疗后,可直接引起肠黏膜损害,导致放射性肠炎,引起急性渗出性腹泻。

5. **肠道感染** 由于免疫功能降低、放化疗、大量使用抗生素及营养不良等状况,引起的并发肠道感染性腹泻。

6. **肠内营养液** 配制、保存及使用过程中的温度、浓度、速度控制不当。

7. **心理因素** 肿瘤患者多有紧张、焦虑的情绪,易导致胃肠自主神经功能紊乱。

【筛查与评估】

(一)筛查

在患者化疗全程期间,常规进行腹泻的系统筛查。了解患者病史,每日询问大便次数、性状(水样便或血性),对于造口术后患者,评估糊状便的量和黏稠度。与基线相比,大便次数增加 < 4 次 /d、造瘘口排出物轻度增加即视为腹泻。严重腹泻危险因素包括:腹部痉挛;2 度及以上的恶心、呕吐;发热;可能的脓血症;中性粒细胞减少;严重血便;脱水;胸痛;化疗相关性腹泻史。如患者存在腹泻及至少 1 项危险因素,则需要医护人员密切关注。

(二)评估

1. 观察腹泻的次数、量及粪便性质及伴随的症状,如食欲下降、腹痛、恶心 / 呕吐、口渴、肛周疼痛等,观察生命体征及全身中毒症状,密切观察有无肠道坏死、出血及假膜性肠炎的发生。

2. 对于结肠造口的患者来说,要监测每日造口排出糊状便的次数,进而评估化疗相关性腹泻。

3. 观察皮肤弹性、眼窝凹陷、口干程度,以判断患者是否合并脱水。结合电解质检查,判断腹泻的诱因和类型、程度。同时根据患者的表现、进食及治疗用药情况,分析与判断患者发生腹泻的原因及分类。

4. 评估患者肛门周围皮肤的完整状态,有无潮红、糜烂,评估腹泻对日常生活质量的影响。

5. 腹泻超过 3 次 /d 时应通知医生,同时留取大便标本,做普通细菌培养。

6. 对 Ⅱ~Ⅳ 级腹泻者严格记录出入水量、大便次数,作为医生补充水、电解质及调整输液成分、输液量的依据,以防发生水、电解质平衡紊乱及酸中毒。

7. **分级标准** 按照美国国家癌症研究所常见不良反应事件评价标准 4.0 版(CTCAE 4.0 版),将腹泻分为 5 级(表 2-14)。

表 2-14 CTCAE 4.0 版关于药物导致腹泻的判定标准

不良反应	1级	2级	3级	4级	5级
腹泻	与基线相比,大便次数增加 < 4 次 /d、造瘘口排出物轻度增加	与基线相比,大便次数增加 4~6 次 /d;静脉补液 < 24 小时,造瘘口排出物中度增加	与基线性比,大便次数增加 ≥ 7 次 /d;大便失禁;需要住院治疗;造瘘口排出物重度增加;影响个人日常生活活动	危及生命;需要紧急治疗	死亡

【治疗原则】

化疗药物所致腹泻导致的体重减轻、营养失衡等一系列相关症状,一方面严重影响了恶性肿瘤患者的生活质量,另一方面可能造成治疗中断从而影响化疗疗效,更有甚者可危及患者生命。因此,及时识别并处理化疗相关性腹泻在临床工作中十分重要。

伊立替康所致迟发性腹泻,目前治疗上首选大剂量咯哌丁胺。咯哌丁胺为人工合成的阿片类受体激动剂,可减少肠道蠕动和分泌。首次稀便后首剂服用4mg,以后每2小时口服2mg,直至末次水样便后继续服用12小时,每天最大剂量成人不超过16mg,一般用药时长不超过48小时。其他药物包括长效奥曲肽、阿片酊剂等,疗效有待进一步研究证实。在伊立替康所致迟发性腹泻的预防用药方面,目前尚无共识及规范。羧酸酯酶抑制剂、β-葡萄糖苷酸酶抑制剂、沙利度胺、COX-2抑制剂、碳酸氢盐、活性炭等药物有一定疗效,但多为临床前动物试验或小样本量研究,疗效有待考证。中医中药方面,以调和脾胃、健脾益气为主的中药方剂对迟发性腹泻也有一定疗效。

氟尿嘧啶类药物所致腹泻,咯哌丁胺、蒙脱石散为临床常用止泻药物。抑酸药、黏膜保护剂、益生菌等在内的其他药物也可起到一定保护黏膜、调节菌群紊乱、改善炎性反应的作用。此外,除上述药物治疗外,无论何种化疗药物引起的严重腹泻,均应适时停用化疗药物,视患者情况予以生命体征监护、补液、纠正电解质紊乱等对症支持处理,避免脱水、休克等严重并发症的发生。

【症状护理】

1. **饮食护理** 恰当的饮食调节和肠道休息可减轻腹泻症状。腹泻轻者指导患者选择进食高蛋白、高热能、低纤维食物;如存在低血钾时,应进食高钾食物;避免摄入酒精、辛辣、过热或过凉等食物;少食多餐,每天至少进3 000ml液体,维持水及电解质平衡。严重腹泻时,应首先禁食,待病情缓解后逐渐过渡到流质饮食、半流质饮食,直至普通饮食。禁食期间给予静脉高营养治疗。

2. **肛周皮肤的护理** 频繁的腹泻可造成肛门及肛周区皮肤受粪便中消化酶的刺激而损害,出现糜烂、溃疡等引发感染。因此,维持肛周区皮肤的完整性非常重要。

(1)每次便后用温湿毛巾轻轻擦去排泄物,保持局部的皮肤清洁、干燥,可降低感染的风险和对皮肤的刺激。每日数次喷涂皮肤保护剂或涂抹氧化锌软膏,可有效地预防肛周皮肤糜烂和破损。

(2)指导患者穿松软的棉质衣服,尽可能减少对骶尾部皮肤的摩擦。

(3)可以用温水坐浴来缓解肛周炎症导致的疼痛,也可以使用一些止痛药膏或者喷雾来缓解疼痛。

(4)如果肛周皮肤出现破损、糜烂,护士应用生理盐水擦拭干净后,用氧气吹干,可喷涂康复新、鞣酸软膏或湿润烫伤膏促进愈合。

3. 用药护理

（1）严格掌握药物的适应证、禁忌证及使用方法，并注意观察药物不良反应。如洛哌丁胺最长用药时间不超过48小时，若腹泻仍持续，应告知医生及时给予相应处理，以防发生麻痹性肠梗阻；应用地芬诺酯后偶有头晕、恶心/呕吐、腹部不适，一般减少剂量或停药后症状消失；应用奥曲肽易出现腹痛、恶心/呕吐、高血糖等不良反应，护士应密切观察患者的病情变化。

（2）护士要告知患者和家属各种药物正确的服用方法和时间，协助患者服药，提高治疗的依从性，保证治疗的顺利进行。

（3）用药后及时评价效果，包括腹泻的次数、量是否减少，不适症状是否有所减轻等。

4. 心理护理

（1）化疗前护士在为患者介绍化疗的重要作用和药物的不良反应。

（2）给予患者更多的关心帮助和支持，耐心解释化疗期间出现大便次数增多是化疗的不良反应，不代表原病情加重，使其正确认识和对待化疗，避免其产生紧张、恐惧、焦躁和不安的情绪。

（3）及时处理大便失禁的困窘，维护患者自尊。有文献报道，心理镇静可减少肠蠕动和肠黏膜的分泌功能，减轻化疗相关性腹泻。

（4）做好家属的工作，取得他们的配合，使患者得到家人的支持和关心，从而使患者从心理上得到安慰，保持乐观情绪，调动内在因素增强自身抗病能力。

5. **安全护理** 受化疗药物及腹泻的影响,患者可能出现不同程度的体质虚弱、头晕、低血压、心情烦躁等,这些症状会引起患者跌倒、坠床等意外发生。护士应加强安全护理,密切观察患者病情变化,可加床挡,必要时可采用保护性约束,确保患者的安全。

6. **严密监测并发症** 严重腹泻会导致脱水、电解质失衡,甚至危及生命,因此护士应熟悉腹泻常见的并发症及其表现,持续监测患者腹泻程度,出现腹泻时及早发现,及时给予相应处理,预防并发症的出现。

【健康教育与随访】

化疗间歇期给予出院患者电话随访,建立患者微信群,固定时间为患者答疑解惑。

1. **饮食指导**

(1)指导患者选择温热、柔软、易消化、高热量、高维生素、低脂肪饮食,坚持少量多餐,避免刺激性、高渗性、产气及油腻性食物,忌食生冷拌菜。多吃含钾丰富的食物,如橘子、蔬菜汁等。

(2)建议患者保证液体的摄入,每日至少3 000ml(如清汤、温的淡茶、运动饮料等),只补充水会导致缺乏必需的电解质和维生素。忌用碳酸饮料和含咖啡因的饮料,因其可能加重腹泻。

(3)建议患者饮食中适当增加含果胶的食物,如香蕉、苹果。果胶是一种天然的纤维素,可以减轻腹泻。

(4)告知患者避免吃一些刺激胃肠道的食物,如全麦食品、坚果、玉米等;避免油腻、辛辣食物,如咖喱、胡椒粉、大蒜和油炸食品;建议进食一些低脂、精细、富含钾的食物,如香蕉、米饭、干面包等;建议保持食物的清洁,避免变质,同时对食物进行加热,以达到消毒的目的。

(5)有文献报道,指导患者每天饮用含双歧杆菌的酸奶,早、晚各1瓶,化疗性相关腹泻发生率明显降低;指导患者化疗期间每日1次食用山药薏米粥,对于预防腹泻也有一定疗效。

2. **预防压力性损伤** 年老体弱及长期卧床患者易发生化疗相关性腹泻,建议患者及家属保持床铺清洁、干燥。及时更换污染的床单及衣物,定时翻身。

3. **腹部护理** 告知患者及家属避免腹部按摩、压迫和负压增加等机械性刺激、减少肠蠕动,有利于减轻腹痛症状。调整患者所用的被服或衣物,特别注意腹部保暖。

Ⅷ. 苦恼、焦虑与抑郁

【定义】

苦恼为一种心理上的不愉快的情绪体验(即认知、行为、情绪),受多种因素影响。社会和/或精神性质,这些可能干扰到有效应对癌症、身体症状及其应对治疗的能力。肿瘤患者由于他们面临的多重挑战,常害怕复发、痛苦、焦虑和抑郁。在患病所经历的各个阶段,从以往没有患癌症的健康阶段,到积极治疗阶段,到作为康复者继续生活的阶段或者到病情恶化的临终阶段,肿瘤患者都很容易产生焦虑情绪。当他们感到焦虑或抑郁,增加痛苦,患者可能会故意隐藏自己的情绪,不表现出来痛苦。肿瘤患者担心癌症复发,对癌症恐惧,出现与癌症相关的想法与想象,均不应列为强迫性障碍。

【发病机制】

肿瘤相关性焦虑、抑郁的发病机制尚不清楚,可能涉及社会心理、神经、内分泌和免疫系统等诸多因素。

1. **社会心理因素** 恶性肿瘤的诊断及治疗对患病个体来说,均是严重的负性生活事件。此外,癌症复发的结论常常比初次确诊给患者带来更大的心理创伤。患者在疾病诊断及治疗期间承受着身体及精神的双重压力,下丘脑-垂体-肾上腺(hypothalamic-pituitary-adrenal,HPA)轴被超常激活,导致相关神经递质水平异常,是恶性肿瘤相关性抑郁的重要的发病机制之一。HPA轴被超常激活后,一方面,肾上腺糖皮质激素分泌增多,诱导吲哚胺-2,3-双加氧酶(IDO)活化,色氨酸降解增加,中枢神经系统内的色氨酸浓度降低和5-HT合成减少,引发抑郁症状;另一方面,交感神经系统处于兴奋状态,释放去甲肾上腺素,与分布于巨噬细胞上的肾上腺素受体相结合,促进IL-1、INF-α和IL-6等细胞因子生成,导致中枢神经系统内去甲肾上腺素、5-HT等神经递质浓度减低,从而引发抑郁症状。

2. **细胞因子** 肿瘤患者由于手术及放化疗等

原因会产生大量的 IL-1、INF-α、IL-6 及 TNF-α 等炎性细胞因子。细胞因子透过血脑屏障后可通过以下几种方式诱发抑郁症:加剧大脑免疫细胞反应;激活神经内分泌轴;抑制单胺类神经递质;改变情绪调节相关大脑区域的结构及功能。

3. **胰岛素样生长因子** 胰岛素样生长因子 -1 (insulin-like growth factor-1, IGF-1)和生长激素(growth hormone, GH)能够促进肿瘤新生血管的形成,在恶性肿瘤患者中分泌增多。IGF-1 可通过作用于靶细胞的受体来增强 GH 的活性,而 GH 经过特定的反应通路来调节神经元细胞和神经胶质细胞间的作用,进而影响肿瘤患者的情绪、睡眠以及认知。

4. **激素水平** 乳腺癌患者的内分泌治疗降低患者的雌激素水平。体内雌激素水平的失调会导致 5-HT 信号通路的传导异常及突触后反应性的降低,这些变化使得人体更容易产生抑郁症状。

【相关因素】

1. **抗肿瘤治疗** 部分初诊晚期肿瘤患者随着化疗后临床症状减轻以及疾病控制心理痛苦的水平下降,而与此同时相当一部分晚期肿瘤患者化疗后心理痛苦的水平未见下降,且随着后续治疗失败、症状反复、病情恶化而加剧。研究提示,化疗效果不佳的患者心理痛苦检出率显著增高。

2. **情绪、情感问题** 抑郁、焦虑等不良情绪影响恶性肿瘤患者生活质量,也使其心理痛苦加重。

3. **躯体症状** 恶性肿瘤患者普遍存在明显的

躯体症状,其中疼痛、癌性疲乏以及便秘是最常见的影响患者心理痛苦的主要躯体因素。

4. **社会支持** 包括患者从家庭、朋友、同仁、社会群众、医疗及医护人员等得到的物质及精神支柱,与患者的心理痛苦呈负相关,缺乏有效的社会支持可增加患者的心理痛苦。

【筛查与评估】

该评估方法侧重于患癌症后常见的情绪障碍,不作为精神疾病的诊断和治疗工具,它不筛选或处理精神疾病。

(一)筛查

1. 筛查肿瘤患者在过去 2 周里的情况,根据筛查结果决定定期随访或者进行焦虑、抑郁以及苦恼的评估。情绪对日常生活没有影响的患者,下次门诊再进行筛查;紧张/焦虑影响日常生活者,需要进行焦虑/创伤后压力症状筛查;抑郁和/或焦虑影响日常生活者,需进行抑郁筛查(表 2-15)。

表 2-15 紧张/焦虑、难过及对生活质量影响筛查表

紧张/焦虑	难过	对生活质量的影响
1. 有顾虑或癌症相关的恐惧?	1. 跟平常相比没有兴趣或娱乐活动?	1. 执行日常活动有困难,因为以上的感受或问题?
2. 感到紧张或者担心其他的事情吗?		2. 有睡眠问题(如保持睡眠、入睡困难、睡得太多)?
3. 很难控制你的烦恼?	2. 感到伤心或沮丧?	3. 已经难以集中注意力?

2. 使用患者健康问卷(PHQ-9)评估表中的2项进行筛查,如做事时提不起劲或没有乐趣,感到心情低落、沮丧或绝望。如果患者报告2分以上,需要完成PHQ-9其余7项内容的评估。

(二)评估

1. **医学因素** 病情状态/进展,药物的改变/不良反应,新的症状或难以控制的症状(包括疼痛、恶心、便秘),医疗条件,药物滥用史,既往重度抑郁症、焦虑症或自杀未遂史,疲劳程度,功能现状,目前的应对策略,性功能,不孕。实验室检查要考虑:代谢、感染检查,贫血、内分泌相关检查化验。

2. **精神/情感因素** 评估复发的预期/担心,肿瘤治疗团队主动随访、关注提示复发的新症状或发现、进行医学监测和延续性护理;同时,还要考虑其他主要的精神疾病。

3. **社会/外部因素** 社会隔离、独居,家庭和照顾者的冲突;角色和责任,配偶、亲密关系伙伴的财务问题,医疗条件,年轻,虐待史(情感、身体、性),宗教,其他压力。

4. **使用评估表**

(1)贝克抑郁问卷(Beck depression inventory,BDI):Beck于1967年编制了贝克抑郁问卷,是国际上测量抑郁程度广泛使用的问卷之一,它适用于13岁以上的人群。问卷的选项主要包含抑郁的症状,如绝望、敏感性,以及身体很有疲劳感、体重下降、性欲减退等。中文版的BDI共21个条目,每个条目代表一个类别。这些类别包括心情、悲观、失败感、不满、罪感、惩罚感、自厌、自责、自杀意向、痛哭、易激惹、社会退缩、犹豫不决、体象歪曲、活动受抑制、睡眠障碍、疲劳、食欲下降、体重减轻、有关躯体的先占观念与性欲减退。每个类别的描述分为4级评分,级别值为0~3分,从"无"到"严重",0分代表"无",3分代表"严重",总分范围为0~63分。分数越高,表示其抑郁症状越严重。

(2)贝克焦虑问卷(Beck anxiety inventory, BAI):由美国阿隆·贝克(Aaron T. Beck)等于1985年编制,是一个含有21个项目的自评问卷。采用4级评分方法,分1~4级,适用于具有焦虑症状的成年人,能比较准确地反映主观感受到的焦虑程度。

(3)广泛性焦虑障碍问卷(GAD-7):是一个由7个简短条目组成的焦虑障碍自评问卷,该问卷的7个条目是基于《精神疾病诊断与统计手册(第4版)》(Diagnostic and Statistical Manual of Mental Disorders: Fourth Edition, DSM-Ⅳ)诊断标准中的7项标准,因此其评估的内容与DSM-Ⅳ较为一致。GAD-7在国内外基层医疗和临床运用中也被证实具有良好的信度和效度,是临床可靠的焦虑障碍识别工具。GAD-7是反映患者过去2周内的精神心理活动情况,每个条目问题对应有4个选项组成,其内容及评分赋值如下:0分=完全不会;1分=偶尔几天有;2分=经常有,过去2周中多于1周时间一半以上的日子有;3分=几乎天天有。量表由7个项目组成,每个条目的分值设置为0~3分,总分范围为0~21分。根据得分评估焦虑程度:0~4分,无焦虑;

5~9分,轻度焦虑;10~14分,中度焦虑;15分以上,重度焦虑。

(4)流调中心用抑郁量表(center for epidemiological studies depression scale, CES-D):美国Radloff于1997年编制,用于评估被试者过去1周内的抑郁症状发生频率(着重评估抑郁情绪或心境,涉及抑郁时的躯体症状较少),常用于比较不同时间调查结果的不同,是一般人群抑郁症状的自我报告工具。该量表由20个条目组成,包括负性情绪、正性情绪、躯体症状和人际关系4个因子。各条目采用4级评分,0分表示过去1周很少出现该条症状,3分表示过去1周大多数时间出现该条症状,总分范围为0~60分,得分越高则表示抑郁程度越高。Radloff指出,CES-D得分≥16分,指示有临床意义的抑郁障碍。因此,CES-D广泛应用于流行病学的调查,初步筛查出具有抑郁症状的个体,以便进一步的临床诊断。

(5)医院焦虑抑郁量表(hospital anxiety depression scale, HADS):由Zigmond与Snaith于1983年创制,主要应用于综合医院患者中焦虑和抑郁情绪的筛查。HADS由焦虑和抑郁两个分量表组成,共14个项目,其中焦虑为奇数项、抑郁为偶数项,各7项。每条项目评分均为0~3分,故焦虑和抑郁总分范围各为0~21分。每个部分的评价标准均为:0~7分,正常;8~10分,临界;>10分,异常。

(6)患者健康问卷(PHQ-9):是基于DSM-Ⅳ的诊断标准而修订的关于抑郁的一个筛查表。每个条目的分值设置为0~3分,共有9个条目,总分范围为

0~27分。根据分值评估抑郁程度：0~4分，无抑郁；5~9分，有抑郁症状；10~14分，明显抑郁症状；15分以上，重度抑郁。

（7）状态-特质焦虑量表（state-trait anxiety inventory，STAI）：由美国心理学家Charles D. Spielberger教授等编制。STAI由40个题目组成。第1~20题为状态焦虑分量表（简称SAI），第21~40题为特质焦虑分量表（简称TAI）。SAI中有10项为描述负性情绪的条目，10项为描述正性情绪的条目，主要用于评定当下的或近来某一特定时间或情景的恐惧、紧张、忧虑和神经质的体验或感受，可用来评价应激情况下的状态焦虑。TAI中有11项为描述负性情绪的条目，9项为描述正性情绪的条目，主要用于评定人们经常的情绪体验。要求被试者在四个选项中选择一项作为对某问题的回答。本量表分数为20~80分，低分表示低焦虑，高分表示高焦虑。

（8）汉密顿抑郁量表（Hamilton depression scale，HAMD）：由Hamilton于1960年编制，是临床上评定抑郁状态时应用得最为普遍的量表。本量表有17项、21项和24项三种版本。这项量表由经过培训的两名评定者对患者进行HAMD联合检查，一般采用交谈与观察的方式，检查结束后，两名评定者分别独立评分；在治疗前、后进行评分，可以评价病情的严重程度及治疗效果。

（9）老年抑郁量表（geriatric depression scale，GDS）：GDS中文版用于测量抑郁症状减轻程度和抑郁缓解率。它是Brink等于1982年专为老年人创制,并在老年人中已标准化的老年抑郁筛查表。量表共有 30 个问题,请老年人回答他(她)近 1 周的感受。每个问题只需回答"是"与"否",因此较其他分级量表更容易掌握,适合应用于社区研究中。30 个问题代表了老年抑郁的核心,包含以下的症状:情绪低落、活动减少、易激惹、退缩痛苦的想法,对过去、现在与将来的消极评价。GDS 总分最高是 30 分,第 1 题和第 9 题反向计分,其他题目答"是"为 1 分,"否"为 0 分。如果总分为 0~10 分,可视为正常范围,即无抑郁;11~20 分为轻度抑郁;21~25 分为中度抑郁;26~30 分为重度抑郁。

(10)宾夕法尼亚焦虑问卷(Penn State worry questionnaire,PSWQ):该问卷由 Meyer 编制,主要用来评估被试者过度的、不可控的焦虑状态程度,具有高度的敏感性和区分效度,能够从非一般焦虑障碍中区别一般焦虑障碍的个体。自 1990 年开始,PSWQ 广泛应用于广泛性焦虑症(generalized anxiety disorder,GAD)精神病理学研究。PSWQ 总共包含 16 个项目,每个项目按照 1~5 级评分标准,其中 1 级代表完全不符合,5 级代表完全符合。

【治疗原则】

(一)非药物性干预

1. **适合所有癌症生存者的干预措施** 处理可控的影响因素,包括疼痛、睡眠障碍、疲劳、代谢性中毒/内分泌/其他医学合并症、药物滥用等。及早对肿瘤患者心理健康状态进行评估,还可以根据筛查结果及时对患者进行情绪上的疏导和安慰,以避免产生更严重的心理问题。向患者说明担忧、压力、焦虑和抑郁是癌症生存者中常见的问题,并且这些症状是可以治疗的。向患者和家属提供支持和进行相关宣教及情绪安抚。提供社会支持网络和特定社交、情感、精神、亲近和实际问题需求的资源,包括在线和移动电话 APP。可适当予以音乐疗法。制定定期身体锻炼和健康膳食的计划。条件允许时,考虑转介社会工作服务机构和患者管理师。

2. **对于适应障碍或没有安全风险、躁狂、精神病的心理痛苦的干预措施** 首选接受过心理 - 肿瘤培训的专业人士(心理科医生、精神科医生、社会工作者、高级临床医生、授权的治疗师)处理妨碍治疗实施的心理或社会因素、抚平肿瘤患者的心理创伤,进行认知行为治疗及与价值观、生命的意义相关的存在主义疗法。考虑综合疗法(即正念冥想、意象 / 催眠、瑜伽)。寻求配偶、家属、照护者或朋友的辅导 / 支持。

3. 对于中 - 重度的重性抑郁症、一般性焦虑、惊恐或创伤后应激障碍症状,建议转介精神卫生专家(精神科医生、心理科医生、高级临床医师和 / 或社会工作者)进行评估,必要时进行药物和 / 或非药物治疗。

4. 对于药物滥用,需进行安全性评价,必要时转诊至药物滥用专家。下一次随访时重新评估症状和功能。如果症状持续存在或加重,则修改转诊和干预措施,或考虑药物干预。

(二)药物性干预

1. 治疗药物 对于伴随疼痛的患者和伴随潮热的抑郁患者,可考虑应用选择性5-羟色胺再摄取抑制剂(SSRI)或5-羟色胺-去甲肾上腺素再摄取抑制剂(SNRI)。SSRI类药物还能够显著降低患者的恶心、呕吐等症状。苯二氮䓬类药物(benzodiazepine,BZD)如氯硝西泮、劳拉西泮,适用于缓解急性焦虑或在等待抗抑郁药起效期间应用,一旦SSRI或SNRI完全起效并且患者症状部分或全部减轻后,应下调BZD剂量或停用BZD。应尽可能减少BZD的使用,用于处理镇静和急性焦虑的替代药物是低剂量非典型精神抑制药(即奥氮平、喹硫平)或加巴喷丁。此外,需要提前要告知癌症生存者,SSRI或SNRI可能要在使用2~6周后才能起效;任何上述药物突然中断时都有可能发生戒断症状。用药期间需监测潜在的不良反应。

2. 若一线药物治疗缓解不满意,考虑请精神卫生专家(精神科医生、心理科医生、高级临床医师和/或社会工作者)会诊。

3. 最近的临床荟萃分析显示,非甾体抗炎药和细胞因子抑制剂对抑郁症具有积极的治疗作用。在下一次随访时重新评估心理痛苦和功能,如果心理痛苦持续存在或加重,则修改转诊和干预措施。

【症状护理】

(一)非药物干预

1. 由社会工作者、心理医生进行心理或社会干预、认知行为疗法。

2. **综合疗法**　即正念冥想、意象、催眠、瑜伽,教给患者一些简单的放松方法,如深呼吸、冥想,嘱患者经常练习,为了使其逐渐学会放松自己。

3. **家庭支持**　夫妻、家庭、照顾者或亲密关系咨询/支持。

4. **护士的支持**　重视并识别患者的焦虑情绪,帮助患者发现有效的应对方式,对患者的焦虑情绪宽容大度、容忍克制,耐心安抚患者。给予患者必要的医疗信息,使患者获得必要的心理准备,尽量减少患者的不确定感,减轻患者对诊断和治疗的恐惧感。

(二)药物干预

1. **抗焦虑**　苯二氮䓬类抗焦虑药物是治疗焦虑最常用的药物。短效药物如劳拉西泮和阿普唑仑能快速起效,因此被用于间歇的急性焦虑或惊恐发作。

2. **抗抑郁**　选择5-羟色胺再摄取抑制剂类抗抑郁药(西酞普兰、氟西汀、依西普仑、帕罗西汀、舍曲林)和新合成的药物(布普品、度洛西汀、万拉法辛、米氮平),因为它们比较安全,相对来说不良反应较小。一定嘱咐患者坚持用药,因为抗抑郁药物一般都在2~4周后起效,同时应该对药物的不良反应及患者症状反应进行观察。

3. **评估**　评估药物治疗依从性、患者对不良反应的关注以及对症状的满意度。如果依从性差,评估和构建改进依从性的计划。经过8周的治疗,如果症状减轻不明显或者治疗效果不满意,即使依从性好,也调整治疗方案,如增加心理或药理干预、改变具体药物;如果小组治疗无效,应进行个体心理治疗。

(三)自杀的预防

当患者和家属主诉抑郁症状或临床上怀疑患者有情绪问题时,应对患者进行自杀风险评估,并提供相应的护理措施。应该进行详细的病史询问和临床精神检查。临床精神检查应该包括心理、躯体症状的严重程度和持续时间的评估,也包括评估症状对患者生活质量和疾病治疗的影响,同时评估潜在自杀的危险因素(表2-16)。

表2-16 自杀的危险因素

·活跃的自杀观念伴随死亡愿望/计划	·抑郁
·疾病晚期	·社会孤立
·无法控制的疼痛	·身体和情绪衰竭
·轻度谵妄	·酒精或药物滥用
·精神疾病既往史	·男性

【健康教育与随访】

采取多种形式的健康教育,提高健康教育效果能有效降低患者的焦虑、抑郁程度。其中,情景式健康教育对减轻恶性肿瘤患者的焦虑、抑郁情绪有明显的效果。另外,通过建立患者健康教育档案、设置社区健康教育服务点、创新健康教育形式、强化心理干预、构建健康教育俱乐部等形式,开展的社区健康教育也能够有效减轻恶性肿瘤患者的焦虑、抑郁情绪,提高其心理健康水平。通过微信平台推送生动的视频或图片进行健康教育,能有效降低患者的焦虑、抑郁水平,提高患者生活质量。对于患者的随访,可以采取电话随访与团体随访相结合的形式,在患者出院前1天、出院1周、1个月、3个月等时间点重复测量患者焦虑、抑郁、苦恼的水平。

IX. 睡眠障碍

【定义】

早期人们把自己所处的静止不动的状态称为睡眠。1913年,Henri Piemn将睡眠定义为具有周期性的、必需的、具有相对独立于环境节律、以完全中断脑与环境的感觉与运动功能联系为特征的一种状态。医学上将与睡眠相关的各种症状表现称为睡眠障碍,指睡眠总量的减少及质量下降,并非仅指失眠,还包括睡眠过程中的异常体验或行为。而失眠是最常见的睡眠障碍,属于1979年ASDA分类中的入睡及维持睡眠障碍,是普通人或患有各种躯体和精神疾病患者的一个睡眠不好或不满意睡眠的主诉。失眠类型有入睡困难、续睡困难、早醒等。

睡眠障碍如失眠和嗜睡等,通常与疲劳、焦虑、抑郁一起困扰着相当比例的肿瘤患者。睡眠的改善可以使疲劳、情绪以及生活质量得到改善。

【发生机制】

研究发现,化疗后发生睡眠障碍的机制与机体的免疫炎症反应以及神经内分泌系统调节异常相关。

1. **免疫炎症反应** 化疗药物的毒性会引起组织细胞的损伤、坏死,从而使机体产生非特异性免疫反应细胞因子;并且化疗药物也能够直接诱导NF-κB及其下游促炎因子的基因表达。炎症反应除了直接影响中枢神经系统外,也会干扰机体正常的睡眠-觉醒周期,比如研究发现IL-6的升高与睡眠潜伏期的延长相关,IL-6减少了δ波睡眠。

2. **神经内分泌系统调节** 由于复发和死亡的不确定性,接受化疗的患者承受着巨大的心理压力。这种高风险的心理压力可诱发患者的行为和生活方式发生改变,而睡眠-觉醒周期也会相应地发生变化。这种变化会引起机体神经内分泌系统的调节紊乱,特别是下丘脑-垂体-肾上腺(hypothalamic-pituitary-adrenal,HPA)轴功能异常,如糖皮质激素的敏感性降低,从而影响机体对炎症反应的调节。

3. **促炎因子释放** 在免疫炎症反应、睡眠-觉醒周期以及神经内分泌系统三者的相互作用之下,最终导致免疫相关的促炎因子不断释放,而这些促炎因子不断作用于机体的中枢神经系统,引起5-羟色胺(5-hydroxytryptamine,5-HT)、多巴胺(dopamine,DA)、促肾上腺皮质激素释放激素(corticotropin releasing hormone,CRH)等神经递质和激素的释放或减少,最终导致失眠、嗜睡、睡眠呼吸障碍、不宁腿综合征(restless leg syndrome,RLS)等睡眠障碍的发生(图2-7)。

第二部分　化疗患者常见症状管理

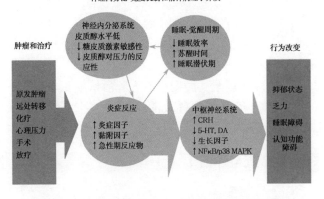

图 2-7　肿瘤诊治相关的生理和心理改变发生机制

【相关因素】

1. **化疗因素**　化疗对患者生活会产生不同程度的影响,可引起恶心、呕吐、焦虑和无助感,会因自身形象的改变,如脱发、恶病质等导致情绪低落、意志消沉而致失眠;另一方面,患者因长时间卧床静脉滴注化疗药物而影响睡眠态,如氟尿嘧啶输注24~48小时。止吐药物可引起锥体外系不良反应,也会导致失眠。

2. **疼痛因素**　晚期肿瘤患者的失眠与疼痛程度呈明显正相关,疼痛越严重的疾病患者,失眠症状越严重。

3. **经济压力因素**　治疗费用的压力也是困扰情绪的主要因素之一,经济与社会地位差距产生的医疗消费悬殊,日趋超出人们的心理承受能力。

4. **负性情感因素**　有报道负性情感可导致或加速癌症的发展,许多患者对癌症的片面认识,认为

"癌症等于死亡",花钱再多也治不好病,既影响生活质量,又给家人增加负担,因而产生绝望、恐惧的心理。负性情绪直接影响睡眠,而失眠加重了焦虑、烦躁的情绪,呈恶性循环。

5. **环境因素** 肿瘤患者入睡潜伏期长、深睡眠减少、对环境要求较高,如陌生环境或来自病房、监护仪、呼吸器等发出的声音,都直接影响患者睡眠。

【筛查与评估】

(一)筛查

肿瘤患者应定期筛查可能存在的睡眠障碍,尤其是当他们感觉到临床症状或治疗发生变化时。定期向患者询问的内容包括:

1. **失眠** 有无入睡困难,多长时间能入睡?每晚醒来几次?难以入睡的情况有多久了?

2. **过度睡眠** 有无在阅读、看电视、与朋友交谈或驾驶时睡着?

3. **睡眠中呼吸停止** 睡眠时有打鼾、呼吸气短或呼吸停止吗?

4. **不宁腿综合征** 是否有在休息时非常想活动腿并伴有不舒服的感觉?

5. **异态睡眠** 是否有梦游、醒来时尖叫或睡梦中剧烈运动?

(二)评估

1. **睡眠状况自评量表**(self-rating scale of sleep, SRSS) SRSS是由我国学者李建明教授于2012年编制,此量表适用于筛选不同人群中有睡眠问题者,也可用于睡眠问题者治疗前、后的效果评定。该量表共有10个条目,每个条目按5级评分(1~5分),评分越高,说明睡眠问题越严重。最低分为10分(基本无睡眠问题),最高分为50分(最严重)。SRSS是由我国学者根据国内人群特点而设计,更符合国情,它所包含条目较少且简单易懂,所有条目几乎包括了睡眠的各个方面,适用范围较广,普适性较强。

2. **匹兹堡睡眠质量指数**(Pittsburgh sleep quality index, PSQI) PSQI是目前应用比较广泛的睡眠质量量表,由美国匹兹堡大学精神科医生Buysse博士等于1989年编制。共有24个问题,其中包括19个自评题目和5个他评题目,他评问题仅供临床参考,不计入总分。其中,前4题是开放式问题,其余自评题中针对7类指标进行评分,包括主观睡眠质量、睡眠潜伏时间、总睡眠时间、睡眠效率、睡眠紊乱、用药和日间功能情况。每题的评分范围为0~3分,总分范围为0~21分。得分越高,说明睡眠质量越差。总分≤5分,代表睡眠质量好;总分>5分,代表睡眠质量差。PSQI适用于评价近1个月的睡眠质量。完成时间为5~10分钟,评分时间为5分钟左右。

3. **阿森斯失眠量表**(Athens insomnia scale, AIS) AIS是基于ICD-10失眠诊断标准设计的自评量表,共有8个问题,前5个问题针对夜间睡眠情况评估,后3个问题针对日间功能进行评估。根据不同需求,可选择使用AIS-8版(包括所有8个问题)或AIS-5版(仅前5个夜间睡眠问题)。每题的评分范围为0~3分,AIS-8总分范围为0~24分,

AIS-5 总分范围为 0~15 分。分数越高,代表失眠越严重。AIS 适用于评价近 1 个月的睡眠情况。

4. **失眠严重程度指数**(insomnia severity index,ISI) ISI 是由 Morin 及其同事于 1993 年制定的由 7 个问题组成的自评量表,较多用于失眠筛查、评估失眠的治疗反应。每个问题有 0~4 分共 5 个选项,总分范围为 0~28 分。0~7 分,无失眠;8~14 分,轻度失眠;15~21 分,中度失眠;22~28 分,重度失眠。ISI 适用于评价 2 周内的睡眠情况,是一种有效的、用于失眠筛查及检验失眠干预研究效果的临床评估工具。

【治疗原则】

1. **睡眠卫生宣教** 建议对患者进行常规的睡眠卫生宣教,包括定期锻炼,户外日光照射,保持睡眠环境黑暗、安静和舒适,适量运动,避免暴饮暴食、饮酒以及睡前吸烟。然而,仅靠睡眠卫生宣教还不足以有效地治疗失眠。

2. **体育活动** 体育锻炼可以改善患者的睡眠质量。有研究表明,瑜伽训练对睡眠质量、白天的身体状态和睡眠效率方面都有较大改善,并能减少睡眠药物的使用。还有其他研究也证实,运动锻炼能改善患者的睡眠。然而,总的来说,通过体育活动来改善患者睡眠的证据仍然非常有限。

3. **心理社会干预** 推荐心理社会干预措施,如认知行为疗法(cognitive behavioral therapy,CBT)、心理教育疗法和支持性表达疗法等均可用于睡眠障碍治疗。尤其是 CBT,多项随机对照试验表明 CBT 可改善人群的失眠症状和睡眠质量。还有学者发现,身心干预疗法在减少睡眠干扰方面比睡眠卫生宣教更有效。

4. **药物干预** 睡眠障碍的治疗药物有很多,其中包括用于治疗失眠的安眠药物(唑吡坦、雷美替胺)。许多FDA批准的安眠药是苯二氮䓬(benzodiazepine, BZD)受体激动剂,可能存在依赖、滥用和戒断反应。因此,服用这些药物时需每1~3个月进行评估,以确定是否继续使用。此外,抗抑郁药、抗组胺药、非典型抗精神病药、其他BZD受体激动剂和营养/中药制剂(如褪黑素)也常常被用于治疗失眠,但这些药物的有效性尚不明确,可能存在用药风险,应谨慎使用。

5. **阻塞性睡眠呼吸暂停(obstructive sleep apnea, OSA)的治疗** 阻塞性睡眠呼吸暂停大都发生于肥胖患者,推荐这类患者应积极地减重和增加体力活动,并在睡眠专家的指导下积极治疗。OSA最常见的治疗方法是持续气道正压(continuous positive airway pressure, CPAP)。

6. **不宁腿综合征(restless leg syndrome, RLS)的治疗** RLS指小腿深部于休息时出现难以忍受的不适,通过运动、按摩可暂时缓解的一种综合征。RLS可使用多巴胺受体激动剂、苯二氮䓬类药物、加巴喷丁、阿片类药物和/或铁剂替代治疗。

【**症状护理**】

对肿瘤患者的睡眠障碍的治疗是长期的和综合性的。实践证明,肿瘤护理人员日夜照顾患者,起着关键性作用。肿瘤护理人员需对引起肿瘤患者睡眠障碍的易感因素、促成因素予以足够的重视,发现、关注睡眠障碍,促进肿瘤患者的睡眠。主要包括以下的内容:

1. **调整治疗时间** 尽量减少晚间的治疗护理,护理措施应尽量减少对患者睡眠的干扰。化疗药物、补液尽量在睡前结束。

2. 做好入睡前护理,协助洗漱,温水沐浴,活血安神,睡前洗个温水澡,用温水浸泡双手和双脚也有相似的功效。

3. 协助排便,整理床单位,更换敷料,妥善安置管道,引流管留有足够的长度以保证不影响患者翻身,减少刺激,解除病痛,睡前使用止痛药,协助取舒适的睡眠姿势。

4. **建立良好的睡眠卫生习惯** 如饮食规律、晚上不服用易引起兴奋的饮料,午睡最好从 13:00 开始,22:00—23:00 上床睡觉。在病情允许的条件下,尽量减少白天卧床时间。

5. **创造良好的睡眠环境及睡眠条件** 每个人都有自己的生活方式,伴随人类社会和文化的进步,医院应根据每个人的生活条件和文化修养,满足个人对睡眠条件的特殊要求,床铺干燥及室内空气温度、湿度是良好睡眠不可缺少的条件,注意室温,通风透气,保持室内温度在 20~24℃;湿度要求为 50%~60%。病室安静、隔音,减少互相干扰,使环境尽量符合患者的个人私生活习惯。在不影响疾病的护理、治疗前提下,保持患者的生活习惯。

6. 指导患者做简化的"渐进性肌肉松弛法",在最短时间内和最少的弛缓部位反复练习骨骼肌的紧张和松弛,每一个部位练习3次,使患者尽快进入睡眠状态。

7. 有研究表明,在常规护理的基础上增加中医情志护理和穴位按摩,对改善化疗患者睡眠质量有显著效果。

8. 音乐疗法联合有氧运动可明显改善患者的睡眠质量。音乐疗法联合有氧运动以健身、自娱、交友为目的,在音乐疗法的基础上联合以简单肢体活动为载体的有氧健身活动,多以徒手锻炼为主,动作编排简单且不受场地、环境、气候等条件的影响,对年龄、性别也没有限制,满足个性化要求。音乐音量在30~50dB,具体曲目有《二泉映月》《蓝色多瑙河》《汉宫秋月》《彩云追月》《命运交响曲》等。

9. **药物的应用** 理想的安眠药特点应该是有效、安全、吸收快、显效快、白天无残留、无成瘾和依赖。遵医嘱,合理应用催眠药,而且对患者的不良反应应有足够的观察。

【健康教育与随访】

旨在帮助肿瘤患者处理应激反应,改善情感表达,完善自知力,改进人际关系。肿瘤患者住院时心情复杂,有离开亲人的孤独寂寞感,肿瘤知识不够导致焦虑,对疾病预后的各种顾虑,都严重影响睡眠。因此,护理人员应观察与了解,通过交谈进行心理护理,宣教相关肿瘤知识,减轻患者的心理负担,使患者安静地睡眠。为患者提供社会支持,可缓解生活事件对睡眠产生的影响,是预防睡眠障碍发生的一个重要手段。

X. 周围神经毒性

【定义】

化疗所致周围神经毒性是一种潜在的、由剂量限制性化疗药(如紫杉醇类、长春碱类、铂类化合物、蛋白酶抑制剂和沙利度胺)引起的常见不良反应之一,一般为可蓄积、可逆的。

1. **感觉神经纤维** 受累区域皮肤对轻微的接触和针刺感觉减退或消失。刺痛、麻木、感觉异常等现象较常见,而且通常是不愉快的,如烧灼感。

2. **运动神经纤维** 全身对称性运动减弱,可影响平衡、力量、运动水平,可有足或腕下垂、肌痛以及肌肉痉挛。

3. 深部腱反射减弱或者消失。

4. 自主神经便秘、麻痹性肠梗阻(罕见)、尿潴留、尿失禁、勃起功能障碍、体位性低血压等。

【发生机制】

抗肿瘤药物可引起神经毒性,对神经系统的结构及功能造成损伤,为临床常见的剂量限制性毒性。根据其损伤部位,可分为外周神经系统毒性、中枢神经系统毒性及感受器毒性。外周神经毒性最为常见,主要累及脑神经、末梢神经及自主神经,可表现为复视、面瘫、肢体感觉异常、肌肉关节疼痛、运动障碍、腱反射减弱、便秘、麻痹性肠梗阻、尿潴留等。中枢神经毒性可表现为脑膜刺激症状、认知障碍、脑白质病变等。

神经毒性的发生率不仅与药物剂量强度、人种、年龄等因素相关,还与患者的遗传易感性相关。虽然目前神经毒性的发生越发普遍,但其发生机制仍不明确。有研究显示,相对于中枢神经系统,外周神经系统因缺乏血脑屏障的保护,更易受到神经毒性药物的影响。药物可直接作用于初级感觉神经元后根神经节的神经纤维或神经元细胞体,进而产生神经毒性;亦或通过影响神经元代谢、影响神经递质功能、改变离子通道等方式,对神经造成损伤。除上述感觉神经系统受累外,药物神经毒性亦可作用于运动系统或感觉运动系统,并伴或不伴自主神经功能损伤。因此,由于药物作用靶点的不同,不同抗肿瘤药物可表现出不同临床症状。常见的可导致神经毒性的药物包括铂类、紫杉类、长春碱类等药物。

1. **铂类** 顺铂可引起脊神经后根神经节损伤,但目前其诱发神经病变的具体机制尚不明确。有研究显示,顺铂通过形成链内加合物或链内交链改变 DNA 三级结构,进而促进细胞周期蛋白 D1 上调及 *Rb* 基因产物高度磷酸化,进一步使已分化的后根神经节神经元重新进入细胞周期,导致其凋亡。同时,顺铂还可能通过引起氧化应激反应及线粒体功能障碍等机制诱发神经元细胞凋亡。DNA 损伤、*p53* 基因激活、线粒体 DNA 转录减少所致后根神经节神经元凋亡亦可能参与其中。此外,有研究显示反复给药可致顺铂透过血脑屏障并沉积,进而导致脑白质脱髓鞘病变及空泡变性。

奥沙利铂的神经毒性包括急性神经毒性及慢性神经毒性两个方面。其中,慢性神经毒性与药物累积剂量相关,其作用机制与顺铂相似。急性神经毒性产生的机制仍不明确,目前认为主要与急性离子通道病变相关。奥沙利铂代谢产物草酸盐可与钙离子及镁离子螯合,进一步影响电压门控离子通道,导致其功能紊乱。

2. **紫杉类** 紫杉类药物所致神经病变主要累及感觉神经纤维,运动神经纤维受损相对较轻。其作用机制尚不明确,紫杉类药物可能通过作用于感觉神经元体细胞及轴突的纺锤体微管,干扰微管形成,进而影响轴突信号输送。同时,可干扰脊神经后根神经节微管形成,降低轴突生长。通过损伤外周神经系统神经细胞及非神经细胞,引起神经毒性。

3. **长春碱类** 长春碱类药物所致神经毒性具体机制尚不明确,它可能通过作用于微管蛋白二聚体改变神经元细胞骨架、影响轴突运输等,进而引起脱髓鞘改变及轴索变性。阿糖胞苷可透过血脑屏障,导致中枢神经系统毒性,其中以小脑损伤最为常见。其中,不可逆性小脑损伤病理学组织检查可见浦肯野细胞受损,但具体机制尚不明确。

【相关因素】

1. **患者自身因素** 化疗药物引起的周围神经毒性与患者合并疾病,有烟、酒嗜好,放、化疗史及既往史有关。此外,还可能与肿瘤患者的代谢异常、电解质紊乱、合并骨髓抑制等情况有关。

2. 药物因素 化疗药物所致神经毒性与用药的总剂量、间隔时间和给药途径有关。多数情况下引发神经毒性的药物联合使用会导致神经毒性增加。

(1)氟尿嘧啶:据文献报道,任何常规剂量的氟尿嘧啶均可引起神经毒性,其发生率为5%以上,且发生周围神经炎与治疗周期的长短有关。

(2)铂类:顺铂总剂量超过300~600mg/m^{2}时,常引起周围神经炎,发生率为45%~100%,且是不可逆的。

奥沙利铂所致神经系统反应,以周围神经炎为主要表现,急性神经毒性一般在给药24~48小时发生,发生率为85%~95%,一般持续7天左右,数日后消失;慢性的累积神经毒性发生率为16%,停药后80%的临床症状可缓解,通常恢复期为15周,约40%的患者在6~8个月内可完全恢复。

(3)长春碱类:长春碱类产生的神经毒性,以周围神经损伤最多见,药物毒性与剂量相关。先出现振动感觉低下,继而表现为由指尖开始向心性发展的麻木感,伴有腱反射等深反射减弱或消失。另外,约有1/3的神经受损患者可出现自主神经损伤的症状,主要表现为便秘、腹痛、尿频、性功能障碍等。

(4)紫杉醇类:紫杉醇类的周围神经病变是剂量依赖性的,累积剂量亦会增加神经毒性的发生。临床特征是肢端呈手套-袜子状的麻木、灼热感,振动感下降,深腱反射消失,进一步发展则可产生运动神经受损。神经毒性的危险因素包括高分次量、高累积量、糖尿病及以前有神经病变等。

3. **联合放疗因素** 化疗联合放疗,神经毒性的发生率大大增加。但由于放、化疗合用产生的神经毒性难以区分,许多相关研究尚在实验中,具体机制尚不明确。

【筛查与评估】

(一)筛查

若患者使用化疗药物中包含可能引起周围神经病变的药物,则在化疗全程例行筛查是否存在周围神经病变。询问患者是否存在感觉异常、感觉迟钝、持物无力、遇冷加重等现象。若存在相关问题,则进行进一步的评估和护理。

(二)评估

化疗所致周围神经系统不良反应的评估可以使用以下评价标准。

1. 世界卫生组织对化疗所致周围神经系统不良反应的评价标准见表2-17。

表2-17 化疗所致周围神经系统不良反应的评价标准

不良反应	0度	Ⅰ度	Ⅱ度	Ⅲ度	Ⅳ度
周围神经毒性	正常	感觉异常和腱反射减弱	感觉异常和/或轻度无力	不能耐受的感觉异常和/或显著运动障碍	瘫痪

2. 按照美国国家癌症研究所常见不良反应事件评价标准4.0版(CTCAE 4.0版),将周围神经毒性分为5级(表2-18)。

表2-18 CTCAE 4.0版关于药物导致周围神经系统不良反应的判定标准

不良反应	1级	2级	3级	4级	5级
感觉异常	轻度症状	中度症状;影响工具性日常生活活动	重度症状;个人自理能力受限	-	-
外周运动神经障碍	无症状,仅临床诊断所见,不需要治疗干预	中度症状;影响工具性日常生活活动	重度症状;个人自理能力受限,需要辅助装置	危及生命的,需要急性干预的	死亡
外周感觉神经障碍	无症状的,没有深肌腱反射或感觉异常	中度症状;影响工具性日常生活活动	重度症状;个人自理能力受限	危及生命的,需要急性干预的	死亡

3. 外周神经不良反应LEVIF专用标准见表2-19。

第二部分 化疗患者常见症状管理

表 2-19 外周神经不良反应 LEVIF 专用标准

不良反应	0度	I度	II度	III度	IV度
外周神经毒性	无反应	感觉异常或感觉迟钝(遇冷引起),1周内消退	感觉异常或感觉迟钝,21天内完全消退	感觉异常或感觉迟钝,21天内不能完全消退	感觉异常或感觉迟钝伴有功能障碍

4. 奥沙利铂引起神经不良反应分级标准见表 2-20。

表 2-20 奥沙利铂引起神经不良反应分级标准

不良反应	I度	II度	III度	IV度
奥沙利铂神经毒性	短时间的感觉症状	感觉症状在化疗周期之间持续存在	感觉症状导致功能障碍	致残

5. 运动神经病变分级标准见表 2-21。

表 2-21 运动神经病变分级标准

不良反应	1级	2级	3级	4级	5级
运动神经	无症状,通过检查才能够发现有减弱	有症状,运动功能减弱,但不影响日常生活	对日常生活有一定的影响,走路需要帮助(需要搀扶或者挂拐杖)	生命受到威胁,功能丧失(如瘫痪)	死亡

【治疗原则】

化疗药物神经毒性带来的感觉及运动功能障碍严重地影响了恶性肿瘤患者的生活质量。目前在神经毒性的治疗上尚缺乏公认的明确、有效的药物。铂类、紫杉类等药物所致神经毒性表现为剂量累积性，部分轻微受损者可于治疗结束后逐渐恢复。严重的神经损伤多不可逆，一旦发生，将伴随患者终生。因此，在临床工作中识别高危人群，有效预防神经毒性的发生至关重要。

对于既往患有基础性神经系统病变的患者，曾接受神经毒性药物治疗的患者，或具有糖尿病、高龄、营养状态差等危险因素的患者，在接受具有神经毒性的药物治疗时，需予以充分关注，警惕神经毒性的发生。对于奥沙利铂，由于其急性神经毒性多由寒冷诱发，因此对患者进行适当宣教也是预防急性神经毒性发生的手段之一，如避免进食冷饮、避免冷水洗手等。对已出现轻微早期神经毒性症状的患者，必要时可进行神经电生理监测。谷胱甘肽、谷氨酰胺、氨磷汀、钙盐及镁剂、单唾液酸四己糖神经节苷脂、ORG2766、三环抗抑郁类药物、非甾体抗炎药、维生素E及维生素B族等在缓解神经毒性症状中具有一定疗效，但存在争议，上述药物在神经毒性的预防上尚缺乏明确证据。

【症状护理】

1. 化疗前护理

（1）评估本次的化疗方案，了解化疗药物的累积量及分次量、患者用药史及周围神经炎的症状并确定分级。

（2）高危患者的筛查：有烟、酒嗜好，放、化疗史及有既往史的患者均属高危患者。

2. **化疗期间的护理**

（1）护理人员要熟练掌握化疗相关知识和技能，严格执行医嘱，确保药物种类、剂量和使用方法的正确性，药物需经充分溶解、稀释后方可使用，避免溶液浓度过高、剂量过大；注意药物间的配伍禁忌，现配现用，输注两种化疗药物时应有一定的时间间隔，避免神经毒性的相加。

（2）预防化疗药物外渗：尽可能使用中心静脉导管进行化疗药物的输注；选择粗、直、弹性好、回流通畅的血管进行有计划的穿刺；尽量避免下肢静脉穿刺。

（3）用药的护理：

1）铂类药物：主要以奥沙利铂为主。

①化疗前，责任护士应向患者及家属详细宣教，使其对药物可能出现的不良反应有所了解，重视药物神经反应症状，做好防护。如冬季可戴手套、耳套，外出时戴口罩及帽子，加强保暖；化疗期间禁用冷水，洗漱水温以40℃左右为宜；不要接触金属的物体（如不锈钢床栏及输液架等）；忌食生冷食物，水果泡热后食用。提高患者相关知识的知晓率，增强患者的依从性。

②不同药物选择不同的溶媒溶解，对保持药物的稳定性、酸碱度和降低不良反应有着明显的影响。如配制奥沙利铂时应用5%葡萄糖注射液，禁止应

用生理盐水稀释本药,禁止和碱性液体或药物配伍滴注,以防降解,现配现用,防止久置降低药效;配制奥沙利铂及输注时避免接触铝制品,防止铂被铝置换而增加其毒性。

③选择最佳注射方式:尽可能采用经外周静脉穿刺的中心静脉导管(peripherally inserted central venous catheter,PICC)、中心静脉导管(central venous catheter,CVC)或植入式静脉输液港,使药物直接到达上腔静脉,从而减少外周神经毒性的发生。使用奥沙利铂化疗期间,如化疗药物外渗,不得按常规进行冰敷,应采用利多卡因加地塞米松局部进行封闭后,以多磺酸黏多糖(喜疗妥)外涂。奥沙利铂神经毒性属于可逆的神经膜功能反应现象,而不是神经组织直接损伤。连续输注2小时其血浆药物浓度达峰值,采用延长滴注时间避免峰值,达到降低神经毒性反应的目的。

④症状护理:对主诉肢端麻木较重,手拿物品时感觉迟钝者可采取热毛巾外敷,按摩局部或局部用50%葡萄糖加维生素B_{12}湿热敷3次/d,30min/次;或50%的硫酸镁湿热敷,3次/d,30min/次,可减轻不适感。另外,也可服用维生素B_1、维生素B_6等,改善神经毒性。

⑤其他:保持床单、被褥整洁,宜选用棉质内衣,勤更换,减少对皮肤刺激,注意保暖,勤按摩肢体,促进血液循环,有利于神经功能的恢复。主张鼓励患者多饮水,从而减少药物毒性作用,降低神经不良反应。

2)长春碱类:观察有无腹痛、便秘、尿频等自主神经损伤的情况,以便及时停药和对症护理。

3)紫杉醇:评估患者的神经毒性症状如手套、袜套状的麻木感及关节肌肉痛的程度,护理人员要耐心向患者说明此症状是药物的正常反应,治疗结束后短期内可自行恢复正常,消除患者的顾虑,严重者可遵医嘱使用止痛剂,以保障患者的生活质量及治疗的顺利进行。

4)依托泊苷(VP-16):因用药会引起直立性低血压,故在用药过程中应注意观察输液滴数,指导患者卧床休息或减少活动,告知患者缓慢改变体位,如厕时需要有人陪同,避免发生意外。

【健康教育与随访】

化疗间歇期给予出院患者电话随访,建立患者微信群,固定时间为患者答疑解惑。

1. **心理护理** 告知患者周围神经毒性是可逆的,停药后症状会逐渐消失,避免紧张、恐惧并能积极采取各种自我管理措施。教会患者放松身心的方法,如做瑜伽、打太极拳、深呼吸、听音乐等。

2. **相关知识指导**

(1)告知患者与神经毒性有关的症状和体征,并指导患者如果出现相关症状,要及时通知医生、护士。

(2)告知患者由于四肢感觉丧失而导致的局部缺血和热损伤风险,避免皮肤受压和冷、热刺激,防止烫伤和冻伤,避免皮肤受损,尤其是手指、脚趾。冬季更应注意预防感冒,以免激发或加重周围神经毒性。

(3)保持四肢清洁,可戴手套、穿袜子保护。指导患者对感觉异常部位多按摩,在肢体允许范围内进行主动及被动活动,以保持和增加关节活动度,防止肌肉痉挛变形,改善局部循环,促进神经再生,以期早日康复。

(4)给患者讲授自主功能障碍(体位性低血压、便秘、尿潴留)管理的策略,如增加饮水量、增加纤维的摄入。

(5)告知患者避免进行改变神经系统状态的行为,如酒精摄入等。

XI. 呼吸困难

【定义】

呼吸困难是指患者主观上感到空气不足、呼吸费力,客观上表现为呼吸费力,严重时可出现张口呼吸、鼻翼扇动、端坐呼吸,甚至发绀、呼吸肌辅助参与呼吸运动,并可有呼吸频率、深度与节律的改变。

美国胸科学会(American Thoracic society, ATS)共识对"呼吸困难"的定义为:呼吸困难(dyspnea)是用于描述呼吸不适主观感受特点的术语,呼吸不适包括强度可变的性质不同的感觉。这种感受来自多种生理、心理、社会和环境因素的相互作用,且可能引起继发性生理和行为反应。

【发生机制】

呼吸困难是常见的一种症状表述,也是一种生理、心理、社会和环境因素之间相互作用的结果。从病程上来讲,可分为急性呼吸困难(几分钟到几天)和慢性呼吸困难(4~8周及以上)。肿瘤患者出现呼吸困难的症状虽然在临床上表现得基本相似,但他们的病因及机制却各有不同。由于其并发症较多,一般情况下,并非一种单一的因素导致患者呼吸困难,而是由多种因素混合在一起,及时识别及治疗对于改善患者生活质量及生存有重要意义,现将其发病机制讨论如下。

(一)原发病因素

肿瘤本身即为呼吸困难的重要诱因,呼吸系统恶性肿瘤及其他系统恶性肿瘤转移影响肺、胸膜或纵隔,导致外源性或管腔内气道梗阻、阻塞性肺炎或肺不张、淋巴管炎性肿瘤转移、肿瘤栓子、气胸、肺部肿瘤破裂出血、胸腔积液或心包积液伴心脏压塞等,这类因素均会导致呼吸困难,加之患者肺储备较差,叠加其他因素易可能诱发急性加重。

(二)治疗因素

化疗药物的过敏反应是导致急性致死性呼吸困难的重要因素(如紫杉类药物),全身性过敏反应及血管性水肿可导致上呼吸道和舌重度肿胀,可能造成重度呼吸困难;此外,部分抗肿瘤药物具有一定的肺毒性,化疗后患者肺功能储备差,更易发生呼吸困难。常见化疗药物及相关肺毒性见表2-22。化疗的肺毒性大多是由直接细胞毒性所致,其机制包括:直接损伤肺泡上皮细胞或肺泡毛细血管内皮并随后释放细胞因子和募集炎症细胞;全身性细胞因子释放从而引起内皮功能障碍、毛细血管渗漏综合征以及非心源性肺水肿等。

表 2-22 细胞毒性药物肺毒性分类

肺毒性分类	细胞毒性药物
间质性肺炎	硼替佐米、蒽环类和蒽环类药物类似物、氟达拉滨、吉西他滨、异环磷酰胺、伊立替康、奥沙利铂、沙利度胺和来那度胺、长春碱类
机化性肺炎	多柔比星、奥沙利铂
弥漫性肺泡损伤	吉西他滨、奥沙利铂、依托泊苷
机会性感染	硼替佐米、氟达拉滨
非心源性肺水肿	阿糖胞苷、吉西他滨、长春碱
放疗唤起性肺炎	多柔比星、紫杉醇、吉西他滨
嗜酸性粒细胞性肺炎	吉西他滨、奥沙利铂、丙卡巴肼
肺泡出血	吉西他滨
非血栓栓塞性肺动脉高压	沙利度胺
肺部的血栓栓塞性疾病	沙利度胺、来那度胺

(三)合并症因素

1. **肺源性因素** 肺部感染肿瘤患者呼吸困难的常见诱发机制。肿瘤患者由于癌细胞本身释放的各种细胞因子,以及部分患者接受治疗后粒细胞的严重缺乏,再加上免疫功能下降,容易导致肺部感染的发生,直接影响到肺部通气及弥散功能,最后使患者出现呼吸困难症状,尤其是一些真菌及耐药菌的感染,将严重影响患者生活质量;肺血管疾病,尤其是肺栓塞,是肿瘤患者呼吸困难的另一个重要因素。肿瘤患者本身存在高凝状态,下肢血栓发生率明显增高,易导致肺栓塞的发生。

2. **心源性因素** 心力衰竭是心源性呼吸困难的重要因素。部分化疗药物,如多柔比星可引起剂量依赖性心肌病,可表现为心力衰竭;左心衰会导致肺淤血及肺泡弹性降低,而右心衰则会由体循环淤血所致;此外,各种原因导致的急性或慢性心包积液使得心脏舒张受限,也会导致体循环淤血。

3. **血液源性因素** 贫血是常见的肿瘤患者,尤其是化疗患者常见的症状,同时贫血也是呼吸困难的重要因素。贫血时出现呼吸困难的机制尚不十分清楚。氧的运送减少,会造成周围组织(如骨骼肌)缺氧,有些特殊的受体可以感知代谢和肌肉机械运动的改变,通过某些尚不清楚的机制引发呼吸困难。

4. **精神心理因素** 尽管呼吸困难是患者生理上出现了异常症状,但是患者的心理因素也在此症状中起着至关重要的作用。肿瘤患者因长期受疾病的折磨导致身体各种功能明显下降,社会功能也发生了前所未有的变化,因此,患者此时最容易产生焦虑、烦躁、抑郁、缺乏安全感和幸福感、很害怕死亡等心理问题,这些心理问题与呼吸困难有明确的相关性,当这些心理问题得不到妥善处理时,患者的呼吸困难症状会频繁地发生并且症状会有明显地增加。

【相关因素】

呼吸困难是肺癌患者最为常见的一种并发症,是诱发患者呼吸衰竭、加重病情的一个重要因素,同时放射治疗及化疗都会对肺组织造成不同程度的损伤而引发或加重呼吸困难。肺癌患者发生呼吸困难不仅是单一的一个呼吸障碍症状,也是患者身体、心理、情绪及器官功能等多种因素所并发的综合症状。有 10%~15% 的肺癌患者在初诊时就伴有呼吸困难,65% 的患者在治疗过程中出现不同程度的呼吸困难。在心理方面,患者的焦虑、抑郁情绪越严重,其呼吸困难水平越高;患者的社会支持程度越高,其呼吸困难程度越低;反之,呼吸困难越严重的患者,其躯体功能、角色功能、情绪功能、认知功能、社会功能和总体健康状况越差。因此,在临床护理工作中,护理工作者必须充分认识到肺癌患者呼吸困难的普遍性和复杂性,早期发现,分析患者呼吸困难的影响因素,综合采取相应的干预措施缓解患者的症状,提高患者的生活质量。

【筛查与评估】

(一)筛查

1. **患者自我症状的描述** 呼吸困难应该主要依靠患者的自我描述进行判定。患者对呼吸困难的描述可能对呼吸困难的病因诊断有一定的提示,但呼吸困难的具体表述在患者间存在差异,常见的表述呼吸困难的英文用语有 "urge to breathe(急促呼吸感）""unsatisfied inspiration（吸气不满意）""like breath hold（似呼吸抑制感）""feeling of suffocation（窒息感）""starved for air（空气不足感）""need for more air（空气缺乏感）""hunger for air（空气渴求感）""breath does not going all the way（气息不顺畅感）""breaths felt too small（气息量变小）""cannot get enough air（空气不够感）"等。目前尚缺少对中文描述呼吸困难常用语的研究，中文对呼吸困难表述的常用词语有"胸闷""喘息""气短""气促""气急""憋气""气不够用""胸部紧缩感""呼吸费力""呼吸压迫感""窒息感"等，而患者对呼吸困难的语言描述具有文化、地域及语种的差异。

2. 呼吸困难的病因 呼吸困难最常见于心血管、呼吸和神经肌肉疾病。呼吸困难的鉴别诊断需要医生综合判断能力。

首先，区分急性、慢性和发作性呼吸困难，如急性呼吸困难可见于急性左心衰竭、肺血栓栓塞等；慢性呼吸困难可见于慢性阻塞性肺疾病，特别是慢性阻塞性肺疾病急性加重；发作性呼吸困难可见于支气管哮喘发作等。以上关系到呼吸困难处理的轻、重、缓、急。

其次，应区分两类呼吸困难：一类为病因尚未明确的新发呼吸困难；另一类为已有心、肺及神经系统等基础疾病的呼吸困难加重。对前一类，鉴别诊断的目标为尽快明确潜在的疾病；而对后一类，鉴别诊断的目标为分清是否为原有疾病的恶化及其引起恶化的原因或是否合并新的疾病。

(二)评估

1. 呼吸困难评估量表

(1)运动性活动引起的呼吸困难评估:Borg 指数是由 Borg 于 1970 年设计,改进后的量表由 0~10 级构成,自下而上排列,量表的底端为 0 级,用于描述患者休息时的呼吸情况;顶端为 10 级,用于描述患者在极度剧烈运动情况下的呼吸努力程度。患者在运动时被要求选择最能描述他们呼吸努力程度的等级,包括无呼吸困难(0 分)、轻微呼吸困难(1~2 分)、中等呼吸困难(3~4 分)、严重呼吸困难(5~10 分),总分为 0~10 分。分值越高,呼吸困难越严重。此量表一般配合 6 分钟步行试验使用。

(2)视觉模拟评分法(visual analogue scale,VAS):是由一条 100mm 长的水平线或垂直线构成,有关呼吸困难严重性的描述被排列在线的不同位置,测量量表一端(无呼吸困难端)和患者标记点之间的距离表示患者呼吸困难的得分。

2. 日常生活活动引起的呼吸困难评估

(1)数字评分法(numeric rating scale,NRS):由 0~10 共 11 个数字组成,用数字描述强度,数字越大程度越严重,此法类似于 VAS 法。NRS 具有较高信度与效度,易于记录,适用于文化程度相对较高的患者。NRS 的刻度较为抽象,在临床工作中向患者解释 NRS 的使用方法比较困难,故不适合文化程度低或文盲患者。

(2)修订的医学研究委员会(mMRC)呼吸困难量表:采取 5 级评分法,只有在剧烈活动时感到呼吸困难为0级(计0分);在平地快步行走或在爬小坡时出现气促为1级(计1分);在平地行走时速度较同龄人慢或由于气促需要停下来休息为2级(计2分);在平地行走100码(91.44m)或数分钟后需要停下来喘气为3级(计3分);由于出现明显呼吸困难而不能离开房间或在换衣服时出现气促为4级(计4分)。评分越高,提示患者呼吸困难程度越重。

(3)氧值图解(oxygen-cost diagram,OCD):由一条100mm长的垂直线构成,13种不同的日常活动根据需氧量的不同从上到下排列在线的周围,垂直线的底端代表最大程度的气短,垂直线的顶端代表没有气短。使患者理解垂直线和周围排列的日常活动之间的关系,根据自己出现气短的情况在垂直线上作一标记,测量垂直线的底端和患者标记点之间的长度,表示患者呼吸困难的得分。

(4)6分钟步行试验(6-minute walking test,6MWT):测定患者6分钟内在平坦、硬地上快速步行的距离,测定方法和分级标准根据2002年美国胸科学会(American Thoracic Society,ATS)推出的6MWT应用指南进行。其中≥350m为轻度,250~349m为中度,150~249m为重度,≤149m为极重度。

3. 呼吸困难问卷

(1)呼吸困难问卷(UCSDQ):UCSDQ是加利福尼亚大学San Diego的一个最新发展的呼吸困难评分问卷,包括24个问题,用于评价患者过去1周的呼吸困难情况,患者被要求回答从事21种不同日常活动时呼吸困难发生的频率,另外3个问题是关于气短造成的活动限制、对用力过度造成的伤害的担忧以及对气短的恐惧。UCSDQ 的可靠性及有效性已被证明。

（2）圣乔治呼吸问卷（St. George's respiratory questionnaire，SGRQ）：由 Jones 等创立，含 76 个问题，标准化自我完成，需 10 分钟。共 5 个问题，分 3 个部分——症状（频率和严重程度）、活动（能导致气促或受到限制的活动）和对日常生活的影响（呼吸道疾病引起的社会能力损害和心理障碍）。症状采取 5 分制，每一症状经过专家评估后给予不同的权重。SGRQ 可以用来测量慢性阻塞性肺疾病（chronic obstructive pulmonary disease，COPD）、哮喘、间质性肺病及肺癌等疾病的生活质量。

【治疗原则】

肿瘤患者化疗后的呼吸困难病因及表现多样，其治疗策略应为多方面多学科综合治疗，基本治疗原则如下。

1. 保证呼吸道通畅，安静休息，减少活动，给予适量吸氧，纠正低氧血症和／或高碳酸血症。

2. 针对不同病因采取相应的治疗措施，积极治疗原发疾病，如对于胸腔及心包积液患者予以必要的穿刺术，对于药物过敏患者及时停用相关药物并予以抗过敏治疗。

3. 纠正酸、碱平衡失调与电解质紊乱。

4. 加强对心、脑、肾等重要脏器的功能支持。

5. 对于功能性呼吸困难的患者应先教会患者

正确的呼吸方式,并稳定患者情绪,对于患有焦虑、抑郁症患者适当给予镇定剂等药物。

【症状护理】

1. **呼吸训练** 通过指导使患者学会呼吸控制并运用有效的呼吸模式,吸气时胸腔扩大,呼气时胸腔缩小,促进胸腔运动,改善通气功能。

(1)呼吸肌练习:治疗各种急性或慢性肺疾病,主要针对吸气肌无力、萎缩或吸气肌无效率,特别是横膈及肋间外肌。患者取仰卧位,头稍抬高的姿势。首先让患者掌握横膈吸气,在患者腹部放置 1~2kg 的沙袋,让患者深吸气同时保持上胸廓平静,沙袋重量必须以不妨碍膈肌活动及上腹部鼓起为宜。逐渐延长患者阻力呼吸时间,当患者可以保持横膈肌呼吸模式且吸气不会使用到辅助肌约 15 分钟时,则可增加沙袋重量。

(2)腹式呼吸:患者处于舒适放松姿势,斜躺坐姿位。将手放置于前肋骨下方的腹直肌上。让患者用鼻缓慢地深吸气,患者的肩部及胸廓保持平静,只有腹部鼓起。然后让患者有控制地呼气,将空气缓慢地排出体外。重复上述动作 3~4 次后休息,不要让患者换气过度。让患者将手放置于腹直肌上,体会腹部的运动,吸气时手上升,呼气时手下降。当患者学会膈肌呼吸后,让患者用鼻吸气,以口呼气。让患者在各种体位下(坐、站)及活动下(行走、上楼梯)练习膈肌呼吸。

(3)缩唇式呼吸:患者处于舒适、放松的体位。呼气时必须被动放松,并且避免腹肌收缩。指导患者缓慢地深吸气,然后让患者轻松地做出缩唇式呼气。

2. **心理护理干预** 及时、准确地了解患者的心理变化,多与患者及家属进行沟通,对患者及家属提出的问题进行耐心解答,尽量满足患者的需求,帮助其树立战胜疾病的信心。

3. **氧疗护理** 氧气疗法(oxygen therapy)是指通过给氧提高动脉血氧分压和动脉血氧饱和度,增加动脉血氧含量,纠正各种原因造成的缺氧状态,促进组织的新陈代谢,维持机体生命活动的一种治疗方法。一般采用低浓度、低流量(1~2L/min)给氧。向患者及家属解释氧疗的重要性,指导患者正确使用氧疗的方法及注意事项,注意用氧安全,做好"四防"——防震、防火、防热、防油。但是,也有观点认为氧疗不能缓解呼吸困难。

4. **病室环境** 一般室温保持在 18~22℃较为适宜。病室湿度以 50%~60% 为宜。

【健康教育与随访】

让患者了解产生呼吸困难症状的原因及相关治疗方法,其中包括疾病的发生、发展过程、临床表现、药物治疗方法及不良反应等,让患者知道呼吸困难是常见的症状,可以进行有效控制,必要时对其进行全面的相关科学知识教育,使患者对治疗和护理过程有一个正确的认识,从而积极配合治疗。向患者及家属发放宣教手册,指导患者建立正确的日常生活习惯。对于有吸烟嗜好者,劝导其尽早戒烟,讲解吸烟对身体的影响及戒烟的重要性和必要性。

XII. 脱发

【定义】

化疗脱发是一种常见的化疗不良反应,肿瘤化疗患者的脱发发生率约为65%。化疗脱发可改变人的自我形象,在一定程度上造成患者的身体意象缺陷。身体意象是指一个人对自身形象的主观感知,取决于一个人的人际关系、社会环境以及文化因素。

【发生机制】

1. **细胞凋亡** 接受抗肿瘤化疗的患者出现脱发,主要是因为抗肿瘤化疗药物在人体内缺乏理想的指向性,在杀灭肿瘤细胞的同时,对增殖旺盛的细胞包括毛囊细胞具有显著的影响。抗肿瘤化疗药物主要作用于毛囊的基质角质形成细胞及其色素系统。基质角质形成细胞在生长期具有高度增殖能力,对毒素和药物非常敏感,容易受到影响而快速凋亡。化疗药物可诱导毛囊细胞快速凋亡,使生长期毛囊提前进入退行期,从而导致脱发的发生。高达80%~90%的头皮毛囊处于生长期,因此,脱发是化疗药物的常见不良反应之一。此外,虽然很少见,然而部分患者出现与高剂量化疗或白消安和环磷酰胺治疗有关的永久性脱发,这可能是毛囊干细胞受损的结果。

2. **G_1期停滞** 在毛囊化疗药物损伤的研究过程中,虽然没有发现与G_1期停滞有关的直接证据,但细胞周期素-细胞周期依赖性激酶抑制剂(CDK2)能明显减轻鬼白毒素引起的新生大鼠毛发的脱落,而CDK2是介导G_1期停滞的一个重要激酶分子。由此可见,G_1期停滞可能是化疗药物引起毛囊损伤除了凋亡机制以外的另一个新的途径。

3. **雌激素合成减少** 芳香化酶抑制剂如来曲唑和阿那曲唑,可引起额顶发际线衰退、弥漫性脱发和额颞部毛囊缩小,类似于典型的男性模式的女性雄激素性脱发(female androgenetic alopecia,FAGA)。这种类型脱发的发病机制似乎与雌激素合成减少有关。雌激素是有效的毛发生长调节剂和毛发保护因子。芳香化酶(P450arom)将雄烯二酮转化为雌激素酮,将睾酮转化为雌二醇。女性头皮额叶和枕叶区域毛囊中的芳香化酶水平高于男性。芳香化酶受抑制后引起5α-还原酶的活性相对增强,导致待转化为二氢睾酮的睾酮数量相对增加而雌激素减少,从而导致脱发。

4. **与靶向药物相关的脱发** 一些分子靶向药物也可能导致脱发,Belum等报道分子靶向药物相关脱发的总体发生率为14.7%。传统的化疗药物导致脱发的机制主要是非选择性细胞毒性,靶向药物引起脱发的机制还不完全清楚。分子靶向药物主要抑制的靶点、药物类型、抑制靶点谱的变化、信号传导通路间的分子相互作用,以及这些分子在毛囊生物学中的固有作用都可能参与脱发的发病过程。例如,表皮生长因子(epidermal growth factor receptor,EGFR)在毛发生长期-退行期转化中起着至关重要的作用,EGFR抑制剂相关脱发与毛囊解体并伴发炎症相关。

【相关因素】

化疗药物作用在癌细胞生长、繁殖的不同环节上,可阻止癌细胞的增殖、浸润、转移,直至最终杀灭癌细胞,它对癌细胞有强大的杀伤力,在杀伤癌细胞的同时也会损害人体的正常细胞,而人体增殖活跃的正常造血细胞、消化道黏膜细胞和毛囊细胞更容易受到损伤。其中,主导毛发生长的毛囊细胞受损后就容易引起脱发。脱发可以出现在身体任何部位,包括头部、面部、四肢、腋下和阴部等,从而可导致头发、眉毛、睫毛、腋毛以及阴毛等都会有不同程度的脱落。

【筛查与评估】

(一)筛查

1. 可引起严重脱发的化疗药物包括多柔比星、环磷酰胺、依托泊苷、异环磷酰胺、甲氨蝶呤、丝裂霉素、长春新碱、长春碱等。

2. 问诊,患者主诉头发脱落。

(二)评估

1. 脱发的等级判定标准 采用美国国家癌症研究所常见不良反应事件评价标准CTCAE 4.0版(CTCAE 4.0版)。脱发 < 50% 正常发量,在远处不明显,只在仔细观察时可见;改变发型能够遮盖脱发,无需使用假发套或发片来遮盖。脱发 ≥ 50% 正常发量,别人看来比较明显,需要使用假发套或发片

才能完全遮盖脱发,可造成精神方面的影响。

2. WHO 脱发分级标准(表 2-23)。

表 2-23 世界卫生组织脱发分级标准

不良反应	0级	I级	II级	III级	IV级
脱发	无	轻度脱发	中度、斑状脱发	完全脱发,可再生	脱发,不能再生

【治疗原则】

以下策略对于抗肿瘤治疗相关脱发有防治作用。

1. **综合护理** 使用温和、无刺激的洗护用品;尽量避免染烫药水对头发的损伤;避免过度牵拉,多梳头加速局部血液循环。

2. **物理干预 / 非药物干预**

(1)头皮冷却技术:目前最有效的预防化疗脱发的技术是头皮冷却技术,包括冷藏冷冻凝胶帽和现代头皮冷却装置。其原理主要基于低温疗法使头皮的血液循环减少,血管收缩作用暂时增强,从而降低药物到达毛囊的数量,以及通过低温降低毛囊代谢率,使它们不易受到化疗药物的影响。头皮冷却技术是目前美国食品药品监督管理局唯一批准的预防化疗相关脱发的措施。在化疗期间应用头皮冷却技术,可让 50%~90% 的患者保持足够毛发不需要佩戴假发,并且患者的依从性较好。头皮冷却技术对多柔比星、表柔比星和多西他赛引起的脱发预防效果最好,但由于存在头皮皮肤转移的风险,头皮冷却在血液学恶性肿瘤中应避免使用。

(2)头皮扎条形止血带疗法:沿发际扎止血带可使头皮的血液供应暂时性地部分或全部阻断,使作用于头皮毛囊的化疗药物减少,从而减少脱发。头皮扎条形止血带疗法可轻到中等程度地减少长春新碱、环磷酰胺和多柔比星联合方案导致的脱发。然而,由于施加的高压导致患者不适,目前不再推荐使用。

3. **药物干预** 大量动物实验结果显示,特异性抗体、血管收缩剂、抗氧化剂、头发生长周期修饰剂、细胞因子和生长因子、细胞周期或增殖修饰物和细胞凋亡抑制剂等多种药物对化疗药物引起的毛发脱落有一定的防治作用,其中部分药物开展了临床研究,然而迄今尚无药物获得防治化疗引起脱发的临床适应证。

米诺地尔可通过缩短休止期来改变毛发生长周期,从而促进毛发生长和促进毛发生长。在新生大鼠模型中,局部应用米诺地尔对阿拉伯糖基胞嘧啶诱导的毛发脱落有保护作用。在乳腺癌患者中进行的一项临床研究结果提示,局部应用米诺地尔可以加速化疗后头发的再生,但未能阻止最初的脱发。

骨化三醇(1,25-二羟基维生素 D_3)对毛囊角质形成细胞具有多种作用,包括刺激细胞分化、抑制 DNA 合成和导致 G_0/G_1 细胞周期停滞,从而降低毛囊细胞对药物导致细胞凋亡的易感性。在新生大鼠进行的实验中,骨化三醇可以减轻环磷酰胺、依托泊苷以及环磷酰胺和多柔比星联用药引起的毛发脱落。在一项Ⅰ期临床研究中,21名接受紫杉醇化疗的受试者应用骨化三醇后脱发程度减轻,耐受性良好。

【症状护理】

脱发是化疗最明显的不良反应,有时体毛、睫毛也会脱落。但是疗程一结束,毛发会重新长出。治疗前,可将头发剪短。另外,可用发网或软帽包住头发,以免脱落在床上。可根据自己的爱好,选择合适的假发。

1. **洗护用品** 采用温和的护发用品或润肤膏,可使头发和头皮免于干燥,温水洗发,选用软齿梳,低温吹发。不染发或烫发,注意选用全棉的枕芯、枕套和枕巾,并随时将床上的头发扫净,以消除刺激。

2. **头皮保护** 鼓励戴帽子、头巾保护头发,避免暴晒于阳光下。

3. **外形** 若脱发严重,可以挑选合适的假发或头巾,尽可能纠正形象紊乱所导致的负性情绪。当头发全部脱落后,每日进行2次按摩,沿颈部向上到头顶,从两侧鬓角向上到头顶。整个头皮得到按摩后,促进血液循环,有利于头发生长。

4. **饮食** 化疗时,辅以养血、补气、滋补肝肾的中药及食品对改善脱发有一定作用。多吃富含维生素E和硒的食物,如鲜莴苣、卷心菜、黑芝麻等。

5. **心理状态调整** 脱落的头发还会重新长起来,不要过分担心。

【健康教育与随访】

1. **洗护用品、头皮保护、外形、饮食** 详见症状护理。

2. **保持健康的心理状态** 焦虑也会导致脱发的发生,脱落的头发还会重新长起来,因此不要过分担心。

3. **充足的睡眠** 可以促进皮肤及毛发的正常新陈代谢。养成良好的睡眠习惯,成人睡眠时间为6~8小时。

XIII. 认知障碍

【定义】

认知障碍泛指由各种原因(从生理老化到意识障碍)导致的不同程度的认知功能损害的临床综合征,从轻度认知障碍到严重的痴呆。化疗相关认知障碍又称为化疗脑或化疗雾,是患者在化疗中或化疗后出现的认知下降的现象,主要为记忆力减退,注意力不集中,空间感受损、执行能力下降以及推理学习能力受损等。

【发病机制】

目前,对于化疗所致认知障碍的成因尚存争议,可能是通过以下几个方面对患者的中枢神经系统或认知能力产生的影响。

1. **化疗药损伤神经系统** 大多数化疗药物是不能通过血脑屏障的。但当遗传学变化时,血脑屏障上转运蛋白的结构会发生改变,从而使少量化疗药得以进入大脑实质。此时,即使很小剂量的化疗药也会对脑认知功能相关的结构区域造成损害,从而诱导这部分脑细胞发生死亡和细胞分裂减少。除了上述直接对中枢神经系统造成伤害,化疗药物通过血脑屏障后还可以通过损伤小胶质细胞、少突胶质细胞和神经元轴突以及后脱髓鞘等作用来降低大脑的认知功能。化疗期间脑组织含水量、神经递质水平的改变,也可影响神经功能。另有研究显示,一些化疗药物属于细胞生长因子抑制剂,可损害中枢神经系统祖细胞和少突胶质细胞,这可能是导致迟发性持续神经毒性的主要原因。

2. **化疗引起内分泌失调** 雌激素和雄激素(睾酮)具有抗氧化和神经保护作用,雌激素在维持端粒长度方面发挥着重要作用。因此,正常的雌激素或睾酮水平可一定程度保护神经系统功能。多数化疗药物也可损伤卵巢功能,使卵泡成熟受阻,引起患者类似更年期的雌激素或睾酮水平减低,从而对患者的认知功能受损产生间接的作用。前列腺癌和乳腺癌患者接受内分泌治疗时,也会因为雌激素或睾酮水平下降而导致认知功能受损。

3. **化疗引起氧化应激反应** 化疗药引起DNA损伤会影响中枢神经系统,从而增加氧化应激水平。氧化应激主要由包括自由基和过氧化物在内的活性氧产物的不平衡所引起。传统化疗可以引起抗氧化能力的下降以及线粒体内的点突变,从而引起认知能力的减退。此外,化疗引起的氧化应激副产物的增多也可以通过损伤和干扰中枢神经系统小血管和血液灌流机制来影响患者的认知功能。

4. **化疗引起贫血** 肿瘤相关性贫血是一种肿瘤和化疗常见的并发症。贫血可通过降低大脑的氧和作用而引起一系列严重影响患者生活质量的症状,包括虚弱、认知受损、视觉记忆减退和执行力下降等。

【相关因素】

化疗引起的认知障碍往往是轻中度的,但对肿瘤患者的生活质量和工作状态的影响是持久且严重的。有研究发现,在化疗结束10年甚至超过20年后,部分肿瘤患者仍表现出一定的认知功能损害。与化疗所致认知障碍相关的因素有以下几个方面:

1. **药物因素** 化疗相关认知障碍可发生于各类化疗药物治疗后,并且与每一周期的化疗剂量都有关系。有研究发现,顺铂可以降低脑部突触小体的呼吸功能,导致线粒体形态异常,从而引起小鼠认知功能降低,而卡铂也可能通过损伤多巴胺和5-羟色胺的释放和再摄取引起大脑认知功能下降。多柔比星具有比较严重的神经毒性,可导致认知功能下降。此外,环磷酰胺和丝裂霉素C也会引起特定性别和脑区的基因表达谱改变。另外,舒尼替尼是通过抑制血管内皮生长因子受体2信号通路减缓癌症微环境的血管生成。最近的临床研究发现,舒尼替尼也可影响患者的认知功能。

2. **患者因素** 并不是所有接受化疗的患者都会发生化疗相关认知障碍。因此,除药物因素外,肿瘤患者的认知损害应当综合考虑患者的临床表现、生理状态和心理因素等方面。涉及化疗相关认知障碍的易感因素主要包括智力和教育程度、性别、年龄、抑郁状态、疲劳症状等。研究发现,认知功能水平较高的个体,认知改变后,测查结果仍可以在正常范围内。因此,既往的受教育情况及智力水平是患者认知改变的保护因素,可以起到抵抗损害的作用。对于女性来说,在语言、信息处理速度及运动功能上表现优于男性,而男性在视觉空间技能和数学能力上表现得更好。因此,不同性别的患者,在认知障碍上的表现不尽相同。同时,认知也是随着年龄的增长而下降的。此外,心理因素如焦虑、抑郁等可以影响神经心理学的测查结果,而且疲乏也可能导致信息处理速度受损。当然,最近的研究也发现,遗传因子可能与化疗后患者的认知损伤有关。

3. **相关的生物分子标志物** 就肿瘤认知相关领域来讲,研究发现大量的生物标志物能够表征化疗相关认知障碍。例如,目前研究最多的血液中各类细胞因子的变化以及脑脊液中神经鞘磷脂和溶血卵磷脂水平等,但至今仍有许多预测因子未被证实,而且很多研究结果并不一致,尚需要大量的基础和临床研究。

【筛查与评估】

(一)筛查

1. 尊重患者的主诉,如患者陈述自身存在某些方面的认知障碍,则应该进行相关的评估。

2. 输注多柔比星、紫杉类药物、环磷酰胺、氟尿嘧啶等药物的患者。

3. 使用抗雌激素治疗的乳腺癌患者。

4. 评估患者是否存在焦虑、抑郁、疼痛、疲乏、睡眠紊乱等因素。

5. 患者是否存在脑部肿瘤、脑转移及其他与中枢神经有关的疾病。

6. 年龄因素、受教育背景。

7. 是否正在服用某些影响大脑功能的药物。

8. 患者的家属对患者认知功能的评价。

9. 可以试着询问患者以下问题：

（1）你很难做到注意力集中吗？

（2）你经常完不成工作吗？

（3）你觉得记起一些事情是困难的吗？

（4）你觉得找到合适的词语描述一个事物是困难的吗？

（5）当你做一件事情时，你需要用比原来更对的提示来完成吗？

（6）你考虑问题变慢了吗？

（二）评估

目前，评估认知障碍的常用方法有3种，即主观问卷调查、神经心理学检测方法、功能性显像技术。主观问卷调查主要有欧洲癌症研究与治疗组织（European Organization for Research and Treatment of Cancer, EORTC）研发的癌症患者生活质量测定量表。神经心理学检测方法常用的有简易精神状态量表、韦氏记忆量表、连线测试、词语流畅性测试等。功能性显像技术常用的有磁共振成像、弥散张量成像、正电子发射断层成像和脑电图等。但遗憾的是，目前常使用的主观/客观测量和神经心理学方法都尚缺乏对肿瘤患者认知功能的标准评估方式。

1. **癌症患者生活质量测定量表（EORTC QLQ-C30）** 是由 EORTC 系统地开发的癌症患者生活质量测定量表体系中的核心量表，用于所有癌症患者的生活质量测定，其中包括认知功能领域的问题。该量表共 30 个条目，其中条目 29、30 分为 7 个等级，根据其回答选项计 1~7 分，其他条目分为 4 个等级，从"没有""有一点""较多"至"很多"，评分时直接评 1~4 分。该量表的 30 个条目可分为 15 个领域，其中 5 个功能领域包括躯体、角色、认知、情绪和社会功能，3 个症状领域包括疲劳、疼痛、恶心/呕吐，1 个总体健康状况/生命质量领域和 6 个单一条目。该量表中，除条目 29、30 为反向计分（即得分越高，说明生活质量越差）外，其他条目均为正向计分（即得分越高，说明功能状况和生活质量越好）。

2. **简易精神状态量表（mini-mental state examination，MMSE）** 由 Folstein 等于 1975 年编制，是最具影响的标准化智力状态检查工具之一，其作为认知障碍检查方法，可以用于阿尔茨海默病的筛查，简单易行。量表包括 5 个维度，分别为定向力、记忆力、注意力和计算力、会议能力、语言能力。其中定向力的满分为 10 分，记忆力的满分为 3 分，注意力和计算力的满分为 5 分，回忆力满分为 3 分，语言能力的满分为 9 分。每项回答正确计 1 分，错误或不知道计 0 分。不适合计 9 分，拒绝回答或不理解计8分。在合计总分时,8分和9分均按0分计算。最高分为30分,分数在27~30分为正常,分数<27分为认知障碍。划分痴呆与否是与患者受教育程度有关的,因此,如果老年人是文盲且总分<17分、小学文化水平且总分<20分、中学文化程度且总分<24分,则可以诊断为痴呆。

3. **韦氏记忆量表（Wechsler memory scale, WMS）** 是评估各种记忆能力和工作记忆的成套测验,可对怀疑有记忆缺陷、精神科疾病或发育障碍的被试者提供临床记忆功能方面的详细评估,也可为康复评估提供相关信息。国外WMS自1945年发行以来,至2008年已修订到第4版。目前国内广泛应用的WMS是1980年龚耀先等修订的第3版,但鉴于该版修订时间早、常模代表性下降、测验内容过时、无延迟记忆程序、未将视觉和听觉记忆很好分开、未能反映最新记忆研究成果等,北京回龙观医院对第4版韦氏记忆量表（WMS-Ⅳ）进行了正版引进、翻译、修订。修订后的WMS-Ⅳ包括成人版和老年版两套,其适用年龄分别为16~69岁及65岁以上。WMS-Ⅳ（成人版）共包括5个基本分量表,即逻辑记忆、词语配对、图形重置、视觉再现、空间叠加,其中前4个分量表均包括即时任务和延迟任务,两者间隔20~30分钟进行施测,须在一次测查中完成。各分测验分包括合成听觉记忆、视觉记忆、视觉工作记忆、即时记忆和延迟记忆5个指数分,前4个分量表的两部分任务结果及第5个分量表的结果一起叠加起来的共9个部分结果构成总记忆商。整个施测是应用计算机程序进行的。测验结束后得到原始分数,根据平均数为10、标准差为3,得到分测验的量表分数;再根据平均数为100、标准差为15,得到各指数分数和总记忆商的量表分数。

4. **连线测试**(trail making test,TMT) 测试分为 A 和 B 两个部分。A 部分是在纸上会呈现 1~25 这些数字,它们无规律、散乱地分布,需要按照 1、2、3 一直到 25 的顺序把它们连接起来,不能跳隔数字,需要一个挨一个地连接,要求快速且准确。B 部分除了有数字外,还有字母。要求按照数字和字母交叉的顺序连接。该量表是常见的执行功能测验,反映快速视觉搜索、视觉空间排序和认知定势转移的能力,受被试者注意力的影响。评分指标包括 A 和 B 部分的耗时数、错误数和干扰量(B 部分耗时 -A 部分耗时)。

5. **词语流畅性检测**(verbal fluency test,VFT) 是由 Thurstone 等于 1962 年首次提出应用于痴呆临床诊断的,用于检测优势半球额叶及颞叶的功能,主要评价被试者的语言能力、语义记忆和执行功能等。测验要求被试者在规定时间内尽可能多地说出某一类词语。可分为语义流畅性、语音流畅性和动作流畅性,其中语义流畅性测验又称快速词汇分类测验,是目前我国应用最多的语言流畅性测验。中文版测验显示语言流畅性得分较语义流畅性低,且受教育程度影响大,在低教育水平组(文盲至初中)中应用时灵敏度不高,可在教育程度较高组(高中及以上)中结合语义流畅性的应用,增加测验的灵敏度。VFT方法简单易行、耗时短。

6. 功能性显像技术 很多针对化疗相关认知障碍的临床研究使用神经影像技术揭示脑的结构和功能改变。研究发现,化疗使患者的灰质体积和白质连接广泛减少并且改变了大脑的功能活性和连接,这些变化可能与化疗相关认知障碍的发生紧密相连。但是,要想将神经影像技术应用于化疗相关认知障碍的诊断中,还需要进一步研究,以寻找更确切、特定的影像学变化。

【治疗原则】

化疗相关认知障碍的相关研究还处于起步阶段,鉴于脑功能的复杂性,目前还没有规范的诊疗方法,无法做到完全的预防和治疗。但通过采取一些合理的管理方法,可以帮助患者减轻或缓解认知功能受损的程度。做好每天的计划,记录生活琐事;锻炼大脑思维,比如下棋、听课、猜字谜;充足的休息和睡眠;适当地健身活动;多吃蔬菜水果;使用具有提示功能的药盒,管理好每天所服用的药物;一次只做一件事,把全部注意力集中到一项任务;积极向家人和朋友寻求帮助,同时告知自己的医生目前自己所处的状态;避免沉浸于不良的情绪。

虽然思维和记忆问题会对患者的生活和工作产生不良的影响,但这些症状在大多数情况下都比较温和,也会随时间流逝而慢慢减退、消失。因此,一般不能为了预防或减轻化疗相关认知障碍的症状而改变既定的治疗方案。当出现较为严重

第二部分 化疗患者常见症状管理

的注意缺陷障碍(伴多动)、发作性睡眠障碍、痴呆等症状时,医生可尝试给予一些对应的精神类药物治疗。

【症状护理】

目前临床上尚无预防和治疗化疗相关认知障碍的特定方法。基于对改善认知障碍常用方法的认识,临床针对化疗相关认知障碍的防治主要集中在行为学干预、体育锻炼和药物疗法3个方面,相关护理措施如下。

1. 制定完善的改善认知障碍的治疗计划。
2. 根据计划,依据患者的不同能力调节治疗游戏的难易程度,使患者具有更好的依从性。
3. 鼓励患者积极进行体育锻炼。体育锻炼有助于预防或改善化疗相关认知障碍并提高患者生活质量。相关锻炼有瑜伽、气功练习和太极等。
4. 将体育锻炼和认知训练相结合。
5. 遵医嘱服用改善认知障碍的药物。
6. 确保足够的睡眠和休息。
7. 通过学习一些新的技能来锻炼大脑,如做填字游戏、解数学题等。
8. 利用写提醒信息、使用声音记录和制定日常工作计划来克服认知的改变。
9. 为患者提供一些放松的技巧来为患者减轻压力。例如深呼吸松弛疗法,每日2次,清晨和睡前进行,每次15分钟;听音乐、看报、看电视、聊天等,重点在于消除患者悲观、失望、紧张的心理情绪。

10. 鼓励患者倾诉出各种消极的情绪,使患者摆脱不愉快的情绪体验,逐步接受治疗者的观念,解除其自身的心理压力和负担。

11. 控制疼痛、疲乏等症状(详见本书第二部分"Ⅲ. 疼痛"和"Ⅳ. 疲乏")。

12. 减少酒精的摄入,以及一些影响认知功能和睡眠的药物的应用。

【健康教育与随访】

化疗引起的认知障碍往往是轻中度的,与阿尔茨海默病的发病风险并无直接关系。但对癌症幸存者的生活质量和工作状态的影响是持久且严重的。因此,健康教育及随访工作任重道远。

1. 告知患者及家属认知障碍的特征、危害及相关的照顾技巧,提高他们对认知障碍的认识和重视度。

2. 指导家属多与患者沟通,充分利用多种沟通技巧,使患者得到心理支持。

3. 督促患者进行认知训练,提高认知能力,树立患者自信心。

4. 鼓励患者参与一些力所能及的家庭、社会活动,进行一些有益于身心健康的活动,调动患者兴趣爱好。

5. 提供生活指导,合理安排作息时间,避免白天睡觉过多。

6. 成立家属指导小组,对家属进行组织管理。

7. 指导患者定期随访,发现问题及时给予干预。

XIV. 化疗诱导性闭经

【定义】

化疗诱导性闭经是指化疗对于绝经前的年经患者可能会影响患者卵巢功能,诱导其提前停经、闭经和绝经及一系列围绝经期的变化。化疗造成的卵巢功能损害使部分乳腺癌患者发生暂时或永久性闭经,称为化疗诱导性闭经(chemotherapy-induced amenorrhea,CIA),多数临床数据显示 CIA 的发生与预后呈正相关,主要是在激素受体阳性的患者中体现。

由于化疗药物对乳腺癌细胞有直接抑制作用,但同时也对患者卵巢功能及卵巢储备造成损失,从而影响卵巢发育、成熟及排卵,导致月经状况的变化,出现闭经,甚至是永久性闭经。

【发生机制】

1. **化疗对卵巢的影响** 大部分抗肿瘤药物影响细胞分裂,尤其对卵巢颗粒细胞和卵泡膜细胞等具有分裂功能的细胞。然而,这些药物对卵巢功能影响差异很大,某些药物对卵巢功能没有影响,而其他药物会导致永久性性腺功能减退。通常,有化疗史的女性,其卵巢中原始卵泡数量正常到轻度减少,较大的成熟卵泡数目减少更多,表明这些药物对卵泡发育的影响超过对卵母细胞的影响。

2. **特定药物毒性** 烷化剂如环磷酰胺

(cyclophosphamide,CTX),是最常见、最强效的诱导卵巢功能衰竭的药物。该药物可改变碱基配对,使DNA交联,从而引发单链DNA断裂。因此,理论上烷化剂既可影响静止期细胞如卵母细胞,也可影响分裂期细胞。这些影响呈年龄、剂量和药物依赖性。相比于年龄较大的女性,较年轻女性受影响较少,这可能与后者剩余卵母细胞更多有关。一项研究显示,在接受 > 5.2g 的环磷酰胺治疗后,该研究中40岁以上的女性均发生闭经,而该药物引起较年轻女性闭经的剂量则为 9.5g。

【相关因素】

高卵巢损伤风险的化疗药物包括CTX(烷化剂类)、氮芥等;中卵巢损伤风险的化疗药物包括紫杉醇(紫杉类)、顺铂(铂类)、多柔比星(蒽环类)等;低或无卵巢损伤风险的化疗药物包括甲氨蝶呤、氟尿嘧啶(胸苷酸合成酶抑制药)等。

年长的乳腺癌患者CIA发生率高于年轻的乳腺癌患者。

【筛查与评估】

闭经分为原发性闭经与继发性闭经,此部分中我们仅讨论继发性闭经尤其是化疗诱导性闭经的相关筛查与评估。

(一)筛查

1. **继发性闭经的定义** 继发性闭经是指先前月经周期规律的女孩或女性超过3个月没有月经,

或月经不规则的女孩或女性超过 6 个月没有月经；当出现持续 3 个月或更久的闭经和月经稀发（每年月经周期少于 9 次或月经周期超过 35 日），则需要检查。

2. **继发性闭经的检测** 女性经排除妊娠后，需进行的初始实验室评估，包括卵泡刺激素（follicle-stimulating hormone, FSH）、血清催乳素（prolactin, PRL）、促甲状腺激素（thyroid-stimulating hormone, TSH）评估，以分别检测原发性卵巢功能不全、高催乳素血症和甲状腺疾病。如果近期有月经周期，则在第 2~4 日进行检测是恰当的，但对于长期闭经的女性，可在任意一天检测。对于化疗诱导性闭经，定义前文已描述，检测方法主要以血清性激素水平检查为主。当 FSH > 10U/L，提示卵巢储备功能下降；而 FSH > 40U/L 且雌二醇（estradiol, E_2）< 18pg/ml（注：不同医院及检测标准不同，一般以 10~20pg/ml 常见）时，提示卵巢储备功能衰竭，即我们所谓的达到绝经标准。

3. 需要补充说明的是，对于乳腺癌患者，当激素受体阳性时，需要内分泌治疗，治疗方案根据患者是否绝经而不同。故对于化疗后闭经的患者如何评估患者是否绝经非常重要，因此建议对于有内分泌治疗需求的围绝经期患者，化疗前须确定月经状态，常用的方法为血清雌激素水平检测。而当患者未绝经时，必要时需通过药物或手术的方式进行卵巢功能抑制，使激素水平达绝经后状态。

4. 使用高危药物的女性，询问月经史。

(二)评估

1. **分级** 按照美国国家癌症研究所常见不良反应事件评价标准4.0版(CTCAE 4.0版),将闭经进行分级(表2-24)。

表2-24 CTCAE 4.0版关于药物导致闭经的判定标准

不良反应	1级	2级	3级	4级	5级
闭经	—	存在	—	—	—

2. 评估患者的雌激素水平。

3. 对性功能的评估,详见本书第二部分"XV.性功能障碍"。

【治疗原则】

卵巢功能衰竭的预防:

1. **卵巢抑制** 有研究表明,相对静止状态的卵巢使得子宫、卵巢的血流量减少,降低卵巢局部的药物浓度,继而减少化疗药对卵巢功能的损伤。在治疗期间,通过抑制卵巢功能可减小化疗对卵巢的毒性。这可以通过给予促性腺激素释放激素激动剂(GnRHa)或口服避孕药可逆性地实现。一般建议化疗开始前2~4周开始应用GnRHa,规律应用至化疗结束,目前国内常用的GnRHa有醋酸戈舍瑞林缓释植入剂、注射用醋酸亮丙瑞林微球等制剂,分为3周剂型及12周剂型。一些荟萃分析提示,添加GnRHa可能对保护月经功能有益,但是迄今仍无证据证实GnRHa协同治疗能提高化疗后的自然受孕率。

2. 冷冻保存技术

(1)胚胎:胚胎冷冻保存是一项为体外受精(in vitro fertilization,IVF)患者储存剩余胚胎的成熟技术。根据目前的胚胎冷冻技术,冻融胚胎的着床潜能与新鲜胚胎的接近。但就个人因素或技术方面而言,胚胎冷冻未必适用于所有患者。

(2)卵母细胞:卵母细胞冷冻保存是那些不选择捐精IVF、无异性伴侣女性的一个选择。与冷冻胚胎和冷冻精子相比,卵母细胞冷冻保存在技术上更具挑战性,因为卵母细胞对低温损伤更加敏感,但也不失为一种选择。

(3)卵巢组织:该预防策略是获取以后可移植的卵巢组织进行冷冻保存。这种方法的潜在优势为无需刺激卵巢就能获得卵巢组织,但冷冻保存卵巢组织目前仍需进一步研究探索(表2-25)。

表2-25 化疗相关卵巢毒性

毒性相关性	药物名称	药物分类
肯定相关	氮芥	烷化剂
	苯丁酸氮芥	
	环磷酰胺	
	美法仑	
	白消安	
	达卡巴嗪	
	丙卡巴肼	肼替代物
可能相关	长春碱	生物碱类
	阿糖胞苷	抗代谢物

续表

毒性相关性	药物名称	药物分类
	顺铂	重金属类
	卡莫丝汀 洛莫丝汀	亚硝基脲（烷化剂）
	依托泊苷（VP-16）	鬼臼毒素
	伊马替尼	酪氨酸激酶抑制剂
相关性较低	甲氨喋呤 氟尿嘧啶 6-巯基嘌呤	抗代谢物
	长春新碱	生物碱类
	丝裂霉素	抗生素类
相关性未知	柔红霉素 多柔比星	蒽环类
	VM-26	鬼臼毒素
	博来霉素	肽类
	长春地辛	生物碱类

【症状护理】

1. **过早闭经对妇女生活质量的影响** 因为绝经对于妇女来说是一个很大的事件，被确定为一个基本的女性社会心理问题。因为它不同程度地破坏了她们的生活，她们感觉生活失去了平衡。有研究描述了早期乳腺癌妇女化疗引起过早闭经的复杂性，并确定由忧伤和各种因素对绝经症状的影响。

因此，对部分低危险患者化疗的同时要保护卵巢功能，这是一个需要重视的问题。

2. **过早闭经会造成骨丢失和随后的骨折**　化疗致卵巢功能损害可能会造成快速骨丢失，以及随后的骨折发生率增加，6个月就发现了腰椎的明显骨丢失，12个月进一步增加。

3. **过早闭经对生育的影响和化疗期间的卵巢保护**　由于CIA的发生率高，范围为26%~89%，闭经后恢复的可能性小（12%~20%），而且CIA破坏了卵巢功能，使患者失去生育能力。

4. **CIA的出现与预后的正相关性**　化疗可以提高患者的生存率，它发挥作用的机制主要是通过直接的细胞毒杀伤作用，但化疗诱导闭经的出现以及大量支持CIA与预后相关的数据都提示，化疗可能还具有通过激素反应起效的双重作用。

【健康教育与随访】

1. **年龄与CIA发生及转归的相关性**　年龄是CIA转归的影响因素，年龄>40岁者CIA发生率（86.9%，53/61）高于年龄≤40岁者。年龄≤40岁者2年内卵巢功能恢复率（100.0%，24/24）明显高于年龄>40岁者。年龄≤40岁者月经恢复时间与卵巢功能恢复时间同步，年龄>40岁者月经恢复恢复时间（中位时间为11个月）晚于于卵巢功能时间（中位时间为9个月）。年龄≥45岁发生CIA的患者，卵巢功能逆转的可能性越低，围绝经期患者有可能永久闭经。

2. 性生活与生育

（1）性生活：乳腺癌患者可以有正常的性生活。乳腺癌患者病情稳定、体力恢复好的情况下可以进行夫妻生活，但注意频度因人而异，以不感觉疲乏为宜，但是在生育期的夫妻要采取适当的避孕措施，可以采用工具避孕如避孕套等。不建议使用药物避孕，如需使用药物避孕，一定要咨询专业医生。

（2）避孕选择：乳腺癌患者不建议口服避孕药避孕。乳腺癌的发生与体内雌激素升高密切相关，如果体内雌激素的分泌增多，可能会导致乳腺导管上皮细胞过度增生而发生癌变。而口服避孕类药物的主要成分就是雌激素和黄体酮两种成分，世界卫生组织研究发现，口服避孕药与乳腺癌有一定的相关性。其次激素受体阳性的乳腺癌患者术后需进行5~10年的抗雌激素治疗，以减少乳腺癌的复发风险与对侧乳腺的患癌风险，乳腺癌患者也应该避免一切与增加雌激素有关的生活因素（例如服用含雌激素的保健品、使用含雌激素的化妆品以及口服避孕药）。因此，乳腺癌患者应当改用其他避孕方式，如工具避孕等。

（3）生育：随着乳腺癌发病率的增高，年轻的未婚乳腺癌患者越来越多，经过科学治疗后，乳腺癌患者是否还能结婚成为一个比较普遍的问题。国内外实践证明，乳腺癌患者在肿瘤得到控制后，也可以享受正常的婚姻生活，甚至可以拥有自己的孩子。和谐、幸福的婚姻生活不仅不会加重病情，而且还会使患者心情愉快，有利于身体的康复。乳腺癌患者应在婚前认真进行全面的体格检查,未发现肿瘤复发及其他严重疾病方可结婚;婚后的性生活应当适度,并要采取有效的避孕措施,因怀孕有促发肿瘤转移与复发的可能;如果迫切希望生育,应在做好充分的生理、心理准备的前提下,由专业医生进行肿瘤复发风险评估,并在医生的监控下进行整个孕期的保健。妊娠期间乳腺癌又有复发倾向时,应根据情况确定是否应终止妊娠。

XV. 性功能障碍

【定义】

女性性功能障碍(female sexual dysfunction, FSD)指女性不能参与其所期望的性行为,且在性行为过程中不能得到或难于得到满足,这些感受包括性欲减退、性唤起障碍、性高潮障碍、性交痛和阴道痉挛。

男性性功能障碍(male sexual dysfunction, MSD)是指男性性功能和性满足无能,常表现为性欲障碍、阳痿、早泄、遗精、不射精和逆行射精等。

【发生机制】

1. **化疗对女性性功能的影响** 化疗对卵巢功能的影响主要体现为卵巢结构破坏、颗粒细胞受损、卵泡数量减少和黄体功能丧失,使其不能正常分泌雌激素与孕激素,雌激素的降低反馈作用于下丘脑,引起促性腺激素释放激素分泌,进而促进黄体生成素和卵泡刺激素的分泌（图2-8），使血清中黄体生成素和卵泡刺激素水平升高，而雌二醇水平的降低则因为卵巢功能受损而不能改善。研究表明，经化疗后的患者发生性功能障碍的风险很高，尤其使用环磷酰胺及阿糖胞苷等化疗药物，患者常表现为性欲低下及无性欲等症状，出现阴道黏膜炎、会阴黏膜炎，从而引起性交过程中的不适。化疗后引起的卵巢功能障碍是性功能障碍的决定性因素。

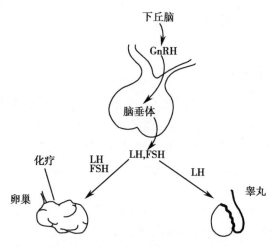

图 2-8　化疗后性功能障碍产生机制

GnRH：促性腺激素释放激素；LH：黄体生成素；
FSH：卵泡生长激素。

2. 化疗对男性性功能的影响　化疗对卵巢及睾丸的损伤会导致患者体内激素水平和性功能的变化。男性性欲主要由睾丸激素调控，采用睾丸激素替代治疗可以提高性欲和改善兴奋反应状况。约50%的肿瘤患者化疗后性欲下降,主要是由其体内雄激素分泌减少所致。化疗和抗雌激素治疗会导致患者雄激素减少,雄激素缺乏使患者性欲望及性唤起能力降低,从而导致性功能障碍。

3. **化疗对心理及性功能的影响** 接受化疗的肿瘤患者常伴有恐惧和抑郁,可使性欲减退,导致性功能障碍。与内分泌有关的肿瘤患者担心性交会促进雌激素或雄激素的分泌,可能加速乳腺癌、宫颈癌、睾丸癌等肿瘤的生长,因而压抑性欲;泌尿生殖系统肿瘤患者在进行性交时,会因惧怕引起出血、疼痛、感染而影响性生活质量;头颈部肿瘤、乳腺癌、直肠癌、膀胱癌患者可能因治疗而体象受损,如脱发、皮疹等,使患者产生自卑心理,影响性欲。伴有疼痛、出血、发热的患者,性欲肯定会受到影响。心理因素在化疗后肿瘤患者性功能障碍的发生过程中起着不容忽视的作用。

【相关因素】

1. **治疗相关因素** 化疗药物在杀死肿瘤细胞的同时,也会对机体正常组织细胞造成损害。化疗往往引发卵巢功能早衰,导致雌激素和睾丸激素水平下降,进而引起相关的更年期症状和对性功能产生影响。在性功能方面,引起性欲和性唤醒障碍以及阴道干涩、组织弹性降低和组织脆性增加等外阴阴道区域的变化,导致性交时不适或疼痛。除此之外,乳腺癌患者的内分泌治疗也将导致患者性功能明显下降,内分泌治疗常导致乳腺癌患者激素水平急剧下降,出现一系列血管舒缩相关症状,突出表现在性欲、阴道润滑度、性生活满意度和性交疼痛4个方面。内分泌治疗引起的严重性交痛风险是常见化疗引起的2倍。

2. **心理因素** 良好的性功能不仅取决于生理状况,更与良好的心理状态息息相关。患者患病后的一系列应激事件,给患者带来了严重的身心创伤和焦虑、抑郁等心理障碍,这些都将影响患者的性功能。

3. **认知因素** 认知因素是导致中国患者出现性功能障碍的重要原因。在我国,由于传统文化对性的影响,使得患者在康复后得不到专业的性指导,不能获得健康的性行为知识,既往对疾病和性知识的不良认知都会影响性功能。研究也提示,否认性的重要性的患者更易出现性功能障碍。

4. **两性关系** 性生活是融洽夫妻感情的润滑剂,高质量的性生活能愉悦身心、提高机体免疫力,利于疾病的康复。据报道,婚姻满意度、配偶的性态度及性心理是患者性功能障碍的影响因素。婚姻满意度越高,患者的性功能也越好。对于在患病前婚姻就不稳定的家庭,在患病后夫妻间性生活的改变常常会更加拉远俩人的距离,严重影响患者性功能。

5. **其他因素** 年龄和疾病状况也是影响性功能的因素。人类性功能与其他生理系统一样,有一个正常的衰退过程,随着年龄的增长,身体的神经肌肉兴奋和抑制功能逐渐减弱,中枢感受性日趋减低,卵巢功能衰退、生殖器官萎缩、黏膜变薄、阴道分泌物减少。因此,年龄越大,女性性功能水平越低。晚期患者由于肿瘤负荷较大,而且多数都经历了反复的治疗,整体治疗时间长。这些都将导致患者体力下降,易发生性功能障碍。

【筛查与评估】

(一)筛查

1. 询问患者对自己的性功能、性活动、性关系或性生活有什么顾虑。

2. 患者是否在接受以下化疗药物的治疗,如环磷酰胺、异环磷酰胺、氮芥、阿糖胞苷、甲氨蝶呤、柔红霉素、多柔比星、长春新碱等。

3. 评估患者的雌激素水平。

4. 评估患者现在是否使用影响性功能的药物,如他莫昔芬、芳香酶抑制剂、β受体阻断剂。

5. 评估患者的原发肿瘤,如乳腺癌、宫颈癌、卵巢癌、前列腺癌、睾丸癌、膀胱癌、大肠癌以及淋巴瘤患者治疗后会出现不同程度的性功能障碍。

6. 评估患者的精神状况,是否存在焦虑、抑郁、恐惧、绝望。

(二)评估

目前国内外学者最常用的评估女性性功能的调查表是女性性功能指数(female sexual function index, FSFI),是由美国性学会的专家团队于2000年通过多中心大样本的调查后得出的一个调查问卷,总共有19个题目,由性欲望、性兴奋、阴道润滑、性高潮、满意度以及疼痛感6个维度组成,总分值越高表明性功能越好,反之则差。另外,女性性健康评分表(female sexual well-being scale, FSWB scale)总共有17个题目,由4个维度组成,其特点是干扰因素小,主要应用于女性性健康心理研究的评估确认以及自我管理。

男性性功能评估量表主要为国际勃起功能指数问卷(IIEF-5),该问卷主要了解在过去的6个月受试者性生活的情况,从能否发生勃起、刺激对勃起的作用、勃起持续状态、性交完成情况、性生活满意度5个主观方面进行评判。总分<7分为重度性功能障碍,8~11分为中度性功能障碍,12~21分为轻度性功能障碍,22分以上为正常值。除此之外,还可以使用亚利桑那性体验量表(Arizona sexual experience scale, ASEX)进行评估,它是一个包含5个条目的评定量表,每个条目从"功能亢进"到"功能低下"分别设定为1~6分,根据被检测者的性别分为男性版和女性版,量表的评定内容涵盖了性驱动、性觉醒、阴道润滑/阴经勃起、性高潮能力和性满意度,全面评价了患者性反应。患者ASEX总分≥19分、任意一个条目≥5分或其中3个条目总分≥4分,视为性功能障碍。

【治疗原则】

1. **性教育** 许多肿瘤患者在化疗后已经恢复了性欲,但由于不正确的性认知,回避或拒绝性生活,认为性生活会伤害身体。因此,医务人员应该明确告诉患者及配偶性生活在患者全面康复中的可行性。性生活可以使患者愉悦,利于疾病的恢复。

2. **非激素治疗** 阴道润滑剂和阴道扩张器可改善阴道干燥和性交过程中的不适感。此外,盆腔理疗有助于改善性功能障碍的症状、提高性生活的信心。认识行为疗法联合放松技巧、性卫生教育及康复训练,可显著改善性功能障碍及患者的生活质量。

【症状护理】

1. 积极开展性健康教育,澄清误会并给予充分解释,释放患者的心理负担。向患者提供坦诚、开放地讨论性问题的机会,采用多种沟通形式帮助患者改善性功能障碍。医务人员可以与患者大胆并专业地谈及其性生活的状况,根据患者对谈话内容的回应或是医务人员自己观察的情况,得出该患者实际想解决的问题,并对问题给予具体的建议和指导,以提高性生活质量。对于有严重或长期性功能障碍的患者,应采用强化治疗的方法。

2. 进行心理干预,教会患者正确应对情绪问题,积极配合治疗和康复,建立支持性家庭关系,改善配偶的性态度、性观念,提高患者生活质量及家庭亲密度。同时也可以提供一些行为疗法,它可以在一定程度上帮助患者及其伴侣学习一些新方法来解决化疗后的性生活中所出现的一些改变。

3. 护理人员应该认识到每个女性在不同的阶段都有不一样的信息需求,对于女性患者应该在疾病的各个阶段都提前给予指导。指导女性患者采取预防措施来预防阴道干燥等其他情况。如女性应避免穿着紧身内裤或是连裤袜,应穿全棉的内衣裤;讲究个人卫生,用温和的肥皂水和清水清洁外阴,避免泡澡及不必要的化学刺激,如一些外阴除臭喷雾等;如果发生感染,应该积极进行有针对性的治疗。帮助女性选择一些水性、含甘油或含硅油的润滑剂,这样可以让女性在性生活中更舒适。对于术后和放疗后引起阴道瘢痕形成、狭窄的患者,可以使用阴道模具,减少阴道的狭窄、粘连,阴道干燥的患者可以使用人工润滑剂增加舒适度,但注意不要使用有色、有味或不适用于性生活的润滑剂。对适用激素替代疗法的患者应该在医生的指导下提供激素替代疗法,改善妇女围绝经期症状。

4. 鼓励妇女进行盆底功能锻炼,促进盆底血液循环,增强盆底肌收缩力量。最常见的盆底功能训练为 Kegel 训练(凯格尔训练)。操作方法为:平躺在床上或瑜伽垫上,全身放松,自然呼吸,双腿微屈曲。收缩时将阴道肛门向臀部方向上提;腹部、臀部、大腿不要用力。放松时阴道、肛门自然放松,平静呼吸。反复进行收缩 - 放松肛门的动作,每次收缩持续时间为 35 秒,放松 3~5 秒。连续做 15~30 分钟 1 组,每天进行 2~3 组;或者不刻意分组,自择时段每天做 150~200 次,6~8 周为一个疗程。通过训练,可以有意识地对以肛提肌为主的盆底肌肉进行自主性收缩,加强控制能力。此外,该训练还可以运用不同的姿势,如躺着、坐着或站着进行练习。

5. 积极配合医生行盆腔理疗,指导患者根据不同的理疗方法回家进行辅助性训练。盆腔理疗期间,患者应注意会阴的清洁卫生,劳逸结合,规律作息。

6. 对于阴道瘢痕形成、狭窄的患者,可在治疗间期及治疗后放置阴道模,减少阴道的狭窄、粘连。

7. 告知患者使用避孕套来防止感染或者避免性伴侣接触患者体液中的化疗药物成分。

8. 准确评估男性患者的性功能,针对患者不同的症状遵医嘱给药。中医中药对于男性性功能障碍有一定的效果。

9. 当患者出现中性粒细胞或血小板水平低下时,不要进行性生活。

【健康教育与随访】

1. 鼓励患者和其性伴侣寻找其他获得性愉悦感的方式,并做好宣教,帮助患者准确认识性生活并不会导致疲乏、恶心等症状,而且还会满足双方的生理需求和对亲密接触的渴望。

2. 对患者进行性方面的健康教育,建议内容包括医学知识、性科学知识、心理学知识和实践课等几个方面,力求内容全面、科学、可靠、实用性强。

3. 加强对患者性伴侣的性态度、性观念的指导。

4. 针对患者的不同治疗阶段进行有针对性的教育。例如,治疗前与患者充分沟通,告知治疗后机体结构和功能可能产生的改变;复诊时主动询问患者性生活情况,对于康复期的患者要主动澄清误解,并给予充分的解释、提供建议和指导。

参考文献

[1] 胡雁. 对肿瘤护理发展趋势的思考[J]. 上海护理, 2017, 17(1): 5-8.

[2] 段晓磊, 徐燕, 朱大乔, 等. 癌症症状管理理论和实践的研究进展[J]. 中华护理杂志, 2013, 48(6): 564-566.

[3] 何瑞仙. 护士如何发挥在癌症患者症状管理中的作用[J]. 中华现代护理杂志, 2019, 25(15): 1849-1852.

[4] 顾铭, 陈乐之, 范慧玲, 等. 头颈部肿瘤患者吞咽困难评估量表的研究现状[J]. 护理学报, 2017, 24(10): 30-34.

[5] 张文玲. 肿瘤科护士对癌症化疗消化道症状管理的临床实践现状及影响因素研究[D]. 新疆: 新疆医科大学, 2018.

[6] 王丹丹, 郑蔚, 侯守超, 等. 胃癌患者化疗期间症状群与生活质量相关性的纵向研究[J]. 中国全科医学, 2019, 22(3): 284-292.

[7] 中国抗癌协会肿瘤营养与支持治疗专业委员会. 中国肿瘤营养治疗指南[M]. 北京: 人民卫生出版社, 2015.

[8] 中国营养学会. 中国居民膳食指南(2016)[M]. 北京: 人民卫生出版社, 2016.

[9] 中国抗癌协会肿瘤心理学专业委员会. 中国肿瘤心理治疗指南(2016)[M]. 北京: 人民卫生出版社, 2016.

[10] 徐波. 化学治疗所致恶心呕吐的护理指导[M]. 北京: 人民卫生出版社, 2015.

[11] 中国抗癌协会癌症康复与姑息治疗专业委员会, 中国临

床肿瘤学会抗肿瘤药物安全管理专家委员会. 肿瘤治疗相关呕吐防治指南（2014版）[J]. 临床肿瘤学杂志, 2014, 19（3）: 263-273.

[12] 罗丹, 王雨薇, 刘华平, 等. 放松训练对肺癌患者顺铂致急性及延迟性恶心呕吐的影响[J]. 护理学杂志, 2016, 31（11）: 29-31.

[13] 薛静, 张丽燕, 杨琪, 等. 音乐治疗缓解癌症患者化疗后恶心呕吐改善生活质量的研究[J]. 护理学报, 2017, 14（1）: 70-72.

[14] 韩济生, 樊碧发. 疼痛学[M]. 北京: 北京大学医学出版社, 2012.

[15] 徐城, 杨晓秋, 刘丹彦. 常用的疼痛评估方法在临床疼痛评估中的作用[J]. 中国疼痛医学杂志, 2015, 21（3）: 210-212.

[16] 陈杰, 吴晓英, 战颖, 等. 中文版成人疼痛行为量表的研制及信效度检验[J]. 中国疼痛医学杂志, 2016, 22（1）: 28-33.

[17] 陈杰, 张海燕, 吴晓英. 成人危重症患者客观疼痛评估的研究进展[J]. 中华护理杂志, 2014, 29（3）: 355-358.

[18] 艾登斌, 谢平, 许慧. 简明疼痛学[M]. 北京: 人民卫生出版社, 2016.

[19] 北京护理学会肿瘤专业委员会, 北京市疼痛治疗和质量控制改进中心. 北京市癌症疼痛护理专家共识（2018版）[J]. 中国疼痛医学杂志, 2018, 24（9）: 641-649.

[20] 许虹波, 姜丽萍, 尹志勤, 等. 肺癌化疗患者癌因性疲乏状况的调查[J]. 中华护理杂志, 2010, 45（4）: 332-335.

[21] POLOVICH M, WHITFORD J M, OLSEN M. 化学治疗与生物治疗实践指南及建议[M]. 丁玥, 徐波, 译. 3版. 北

京:北京大学医学出版社,2013.

[22] 郑玲玲,王长红. 放疗对肺癌患者癌症相关性疲劳的影响[J]. 护理学杂志,2015,30(7):33-34.

[23] 曾纯. 慢性心力衰竭患者疲乏状况及其相关因素研究[D]. 长沙:中南大学,2014.

[24] 尤成升. 肺癌化疗患者癌因性疲劳的相关因素研究[D]. 青岛:青岛大学,2013.

[25] YEUNG S J, ESCALANTE C P, GAGEL R F. 癌症患者常见问题治疗与护理[M]. 杨秀玲,刘翠萍,译. 北京:人民卫生出版社,2015.

[26] 丛明华,王杰军,方玉,等. 肿瘤内科住院患者膳食认知行为横断面多中心研究[J]. 肿瘤代谢与营养电子杂志,2017,4(1):39-44.

[27] 巴一. 癌性厌食[J]. 肿瘤代谢与营养电子杂志,2015,2(4):32.

[28] 中华医学会消化病学分会胃肠动力学组,中华医学会外科学分会结直肠肛门外科学组. 中国慢性便秘诊治指南(2013,武汉)[J]. 胃肠病学,2013,18(10):605-612.

[29] 鲍书欣,黄迎春,高勇,等. 危重患者早期肠内营养腹泻预防的护理进展[J]. 中华现代护理杂志,2013,19(2):247-248.

[30] 韩满霞,陈华英. 恶性肿瘤病人心理痛苦现状及相关因素的研究进展[J]. 循证护理,2016,2(1):1-6.

[31] 程艳爽,张亚萌,马艳永. 基于微信公众平台的健康教育对肝癌病人生活质量的影响[J]. 护理研究,2017,31(7):849-851.

[32] 张珊,赵静洁,李丽. 免疫炎症与抑郁症[J]. 中华行为医

学与脑科学杂志, 2019, 28(7): 660-665.

[33] 常利, 张洁, 王雁, 等. 音乐疗法联合有氧运动对乳腺癌根治术后化疗患者睡眠质量的影响[J]. 中国护理管理, 2016, 16(7): 989-994.

[34] 张晋彬. 化疗所致周围神经炎的原因分析及护理对策[J]. 中国药物与临床, 2014, 10(14): 1459-1461.

[35] 钟南山, 刘又宁. 呼吸病学[M]. 2版. 北京: 人民卫生出版社, 2012.

[36] 呼吸困难诊断、评估与处理的专家共识组. 呼吸困难诊断、评估与处理的专家共识[J]. 中华内科杂志, 2014, 53(4): 337-341.

[37] 李长桂, 周泽云, 白莉, 等. 改善肺癌患者呼吸困难措施的研究进展[J]. 中华肺部疾病杂志(电子版), 2016, 9(5): 565-568.

[38] 尚少梅, 李小寒. 基础护理学[M]. 北京: 人民卫生出版社, 2013.

[39] 张萍, 陈菲菲. 中文版乳腺癌患者调节和身体意向量表评价[J]. 护理学杂志, 2013, 28(15): 34-36.

[40] 李秋娜, 李向华, 李卫东, 等. 乳腺癌放化疗患者认知功能障碍的影响因素分析[J]. 癌症进展, 2019, 17(2): 237-240.

[41] 郑燕梅, 罗斌. 乳腺癌化疗相关认知功能障碍研究进展[J]. 中华临床医师杂志(电子版), 2015, 9(1): 105-110.

[42] 段佳君. 保存年轻乳腺癌患者生育能力的相关临床问题[J]. 国家肿瘤学杂志, 2014, 41(2): 110-112.

[43] 孙荣华, 苏新良. 年轻乳腺癌患者的生育问题[J]. 中国肿瘤临床, 2013, 40(23): 1468-1472.

[44] 杜向慧,许亚萍. 妊娠与乳腺癌[J]. 中华肿瘤杂志, 2014, 36(4): 241-244.

[45] 姚聪,姚晚侠,陈久霞,等. 乳腺癌改良根治术后患者性生活教育需求调查分析[J]. 中国医学伦理学, 2012, 25(1): 35-27.

[46] 王丹青,李清丽,尹如铁. GnRH类似物对化疗患者卵巢功能保护的研究进展[J]. 实用妇产科杂志, 2016, 32(10): 727-729.

[47] 杜华,潘发明,丁萍,等. 乳腺癌术后患者性功能障碍的研究进展[J]. 护理学杂志, 2019, 34(6): 106-110.

[48] 周莲清,刘华云,谌永毅,等. 子宫颈癌患者性生活质量影响因素分析[J]. 中国护理管理, 2015, 15(2): 158-161.

[49] 王玉珊,王薇. 宫颈癌患者治疗后性功能状况的临床观察[J]. 中国妇幼保健, 2017, 32(15): 3415-3418.

[50] 杨丽敏,吴茜,朱晓萍,等. 中老年乳腺癌患者术后性功能状况与生活质量的相关性[J]. 中国老年学杂志, 2017, 37(20): 5133-5135.

[51] 蔡阳. 男性性功能障碍相关问卷的应用进展[J]. 中华男科学杂志, 2014, 20(9): 840-845.

[52] 李婷萱,李映兰,吴辽芳,等. 性教育课程培训对乳腺癌根治术后病人性功能恢复的影响[J]. 护理研究, 2018, 32(6): 895-899.

[53] NAVARI R M, AAPRO M. Antiemetic Prophylaxis for Chemotherapy-Induced Nausea and Vomiting[J]. N Engl J Med, 2016, 374(14): 1356-1367.

[54] National Comprehensive Cancer Network. NCCN Clinical Practice Guidelines in Oncology (NCCN Guidelines®)—

Antiemesis[S]. Version 1. (2019-02-28)[2019-05-16].

[55] ABDEL-RAHMAN O. Neurokinin-1 inhibitors in the prevention of nausea and vomiting from highly emetogenic chemotherapy: a network meta-analysis[J]. Ther Adv Med Oncol, 2016, 8(5): 396-406.

[56] YANG L Q, SUN X C, QIN S K, et al. Efficacy and safety of fosaprepitant in the prevention of nausea and vomiting following highly emetogenic chemotherapy in Chinese people: A randomized, double-blind, phase Ⅲ study[J]. Eur J Cancer Care(Engl), 2017, 26(6): e12668.

[57] ZHANG L, LU S, FENG J, et al. A randomized phase Ⅲ study evaluating the efficacy of single-dose NEPA, a fixed antiemetic combination of netupitant and palonosetron, versus an aprepitantregimenfor prevention of chemotherapy-induced nausea and vomiting(CINV)in patients receiving highly emetogenic chemotherapy(HEC)[J]. Ann Oncol, 2018, 29(2): 452-458.

[58] KIM H J, SHIN S W, SONG E K, et al. Ramosetron Versus Ondansetron in Combination With Aprepitantand Dexamethasone for the Prevention of Highly Emetogenic Chemotherapy-Induced Nausea and Vomiting: A Multicenter, Randomized Phase Ⅲ Trial, KCSG PC10-21[J]. Oncologist, 2015, 20(12): 1440-1447.

[59] YANAI T, IWASA S, HASHIMOTO H, et al. A double-blind randomized phase Ⅱ dose-finding study of olanzapine 10 mg or 5 mg for the prophylaxis of emesis induced by highly emetogenic cisplatin-based chemotherapy[J]. Int J

Clin Oncol, 2018, 23(2): 382-388.

[60] NAVARI R M, QIN R, UDDY K J, et al. Olanzapine for the Prevention of Chemotherapy-Induced Nausea and Vomiting[J]. N Engl J Med, 2016, 375(2): 134-142.

[61] PAICE J A, PORTENOY R, LACCHETTI C, et al. Management of Chronic Pain in Survivors of Adult Cancers: American Society of Clinical Oncology Clinical Practice Guideline[J]. J Clin Oncol, 2016, 34(27): 3325-3345.

[62] VAN DEN BEUKEN-VAN EVERDINGEN M H, HOCHSTENBACH L M, JOOSTEN E A, et al. Update on prevalence of pain in patients with cancer: Systematic review and meta-analysis[J]. J Pain Symptom Manage, 2016, 51(6): 1070-1090.

[63] BENNETT M I. Mechanism based cancer pain therapy[J]. Pain, 2017, 158(Suppl 1): S74-S78.

[64] LAM D K. Emerging factors in the progression of cancer-related pain[J]. Pain Manag, 2016, 6(5): 487-496.

[65] RAOOF R, WILLEMEN H L D M, EIJKELKAMP N. Divergent roles of immune cells and their mediators in pain[J]. Rheumatology(Oxford), 2018, 57(3): 429-440.

[66] National Comprehensive Cancer Network. NCCN Clinical Practice Guidelines in Oncology (NCCN Guidelines®) — Survivorship[S]. Version 2. (2019-06-05)[2019-12-07].

[67] BOWER J E. Cancer-related fatigue--mechanisms, risk factors, and treatments[J]. Nat Rev Clin Oncol, 2014, 11(10): 597-609.

[68] National Comprehensive Cancer Network. NCCN Clinical

Practice Guidelines in Oncology (NCCN Guidelines®) — Cancer-Related Fatigue[S]. Version 2. (2019-10-08) [2019-12-07].

[69] SCHMIDT M E, CHANG-CLAUDE J, SEIBOLD P, et al. Determinants of long term fatigue in breast cancer survivors: results of a prospective patient cohort study[J]. Psychooncology, 2015, 24(1): 40-46.

[70] HOFFMAN C J, ERSSER S J, HOPKINSON J B, et al. Effectiveness of mindfulness-based stress reduction in mood, breast-and endocrine-related quality of life, and well-being in stage 0 to III breast cancer: a randomized, controlled trial[J]. J Clin Oncol, 2012, 30(12): 1335-1342.

[71] BOWER J E, GARET D, STERNLIEB B, et al. Yoga for persistent fatiguein breast cancer survivors: a randomized controlled trial[J]. Cancer, 2012, 118(15): 3766-3775.

[72] VAN L A, VELGHE A, VAN H A, et al. Prevalence of symptoms in older cancer patients receiving palliative care: a systematic review and meta-analysis[J]. J Pain Symptom Manage, 2014, 47(1): 90-104.

[73] LAVIANO A, KOVERECH A, SEELAENDER M. Assessing pathophysiology of cancer anorexia[J]. Curr Opin Clin Nutr Metab Care, 2017, 20(5): 340-345.

[74] TARRICONE R, RICCA G, NYANZI-WAKHOLI B, et al. Impact of cancer anorexia-cachexia syndrome on health-related quality of life and resource utilisation: a systematic review[J]. Crit Rev Oncol Hematol, 2016, 99: 49-62.

[75] TRAJKOVIC-VIDAKOVIC M, DE GRAEFF A, VOEST E

E, et al. Symptoms tell it all: a systematic review of the value of symptom assessment to predict survival in advanced cancer patients[J]. Crit Rev Oncol Hematol, 2012, 84(1): 130-148.

[76] GAGNON B, MURPHY J, EADES M, et al. A prospective evaluation of an interdisciplinary nutrition-rehabilitation program for patients with advanced cancer[J]. Curr Oncol, 2013, 20(6): 310-318.

[77] PARMAR M P, VANDERBYL B L, KANBALIAN M, et al. A multidisciplinary rehabilitation programme for cancer cachexia improves quality of life[J]. BMJ Support Palliat Care, 2017, 7(4): 441-449.

[78] PARMAR M P, SWANSON T, JAGOE R T. Weight changes correlate with alterations in subjective physical function in advanced cancer patients referred to a specialized nutrition and rehabilitation team[J]. Support Care Cancer, 2013, 21(7): 2049-2057.

[79] Oncology Nursing Society. Putting evidence into practice anorexia[EB/OL]. [2019-06-15]. https://www.ons.org/pep/anorexia.

[80] LAU C, WU X, CHUNG V, et al. Acupuncture and related therapies for symptom management in palliative cancer care: systematic review and meta-analysis[J]. Medicine, 2016, 95: e2901.

[81] National Comprehensive Cancer Network. NCCN Clinical Practice Guideline in Oncology (NCCN Guidelines®) — Palliative Care[S/OL]. Version 2. (2019-02-08) [2019-06-15]. https://www.nccn.org/store/login/login.aspx? ReturnURL=https//www.nccn.org/professionals/physician_

gls/pdf/palliative.pdf.
- [82] LARKIN P J, CHERNY N I, LA CARPIA D, et al. Diagnosis, assessment and management of constipation in advanced cancer: ESMO Clinical Practice Guidelines[J]. Ann Oncol, 2018, 29(Suppl 4): iv111-iv125.
- [83] HOLZER P, AHMEDZAI S H, NIEDERLE N, et al. Opioid-induced bowl dysfunction in cancer-related pain: causes, consequences, and a novel approach for its management[J]. J Opioid Manage, 2018, 5(3): 145-151.
- [84] MORLION B J, MUELLER-LISSNER S A, VELLUCCI R, et al. Oral prolonged-release oxycodone/naloxone for managing pain and opioid-induced constipation: a review of the evidence[J]. Pain Pract, 2018, 18(5): 647-665.
- [85] AMATO F, CENITI S, MAMELI S, et al. High-dosage of a fixed combination oxycodone/naloxone prolonged release: efficacy and tolerability in patients with chronic cancer pain[J]. Support Care Cancer, 2017, 25(10): 3051-3058.
- [86] DUPOIRON D, STACHOWIAK A, LOEWENSTEIN O, et al. A phase III randomized controlled study on the efficacy and improved bowel function of prolonged-release (PR) oxycodone-naloxone (up to 160/80 mg daily) vs oxycodone PR[J]. Eur J Pain, 2017, 21(9): 1528-1537.
- [87] SRIDHARAN K, SIVARAMAKRISHNA G. Drugs for treating opioid-induced constipation: a mixed treatment comparison network meta-analyses of randomized clinical trials[J]. J Pain Symptom Manage, 2018, 55(2): 468-479.
- [88] KATAKAMI N, ODA K, TAUCHI K, et al. Phase IIb,

randomized, double-blind, placebo-controlled study of naldemedine for the treatment of opioid-induced constipation in patients with cancer[J]. J Clin Oncol, 2017, 35(17): 1921-1928.

[89] SIEMENS W, BECKER G. Methylnaltrexone for opioid-induced constipation: review and meta-analyses for objective plus subjective efficacy and safety outcomes[J]. Ther Clin Risk Manag, 2016, 12: 401-412.

[90] MORI M, YONGLI J, KUMAR S, et al. Phase II trial of subcutaneous methylnatrexone in the treatment of severe opioid-induced constipation (OIC) in cancer patients: an exploratory study[J]. Int J Clin Oncol, 2017, 22(2): 397-404.

[91] YOON S C, BRUNER H C. Naloxegol in opioid-induced constipation: a new paradigm in the treatment of a common problem[J]. Patient Prefer Adherence, 2017, 11: 1265-1271.

[92] JONES R, PROMMER E, BACKSTEDT D. Naloxegol: a novel therapy in the management of opioid-induced constipation[J]. Am J Hosp Palliat Care, 2016, 33(9): 875-880.

[93] TACK J, LAPPALAINEN J, DIVA U, et al. Efficacy and safety of naloxegol in patients with opioid-induced constipation and laxative-inadequate response[J]. United European Gastroenterol J, 2015, 3(5): 471-480.

[94] KATAKAMI N, HARADA T, MURATA T, et al. Randomized phase III and extension studies of naldemedine in patients with opioid-induced constipation and cancer[J]. J Clin Oncol, 2017, 35(34): 3859-3866.

[95] BULL J, WELLMAN C V, ISRAEL R J, et al. Fixed-dose subcutaneous methylnaltrexone in patients with

advanced illness and opioid-induced constipation: results of a randomized, placebo-controlled study and open-label extension[J]. J Palliat Med, 2015, 18(7): 593-600.

[96] SONG M K, PARK M Y, SUNG M K. 5-fluorouracil-induced changes of intestinal integrity biomarkers in BALB/c mice[J]. J Cancer Prev, 2013, 18(4): 322-329.

[97] HAMOUDA N, SANO T, OIKAWA Y, et al. Apoptosis, dysbiosis and expression of inflammatory cytokines are sequential events in the development of 5-fluorouracil-induced intestinal mucositis in mice[J]. Basic Clin Pharmacol Toxicol, 2017, 121(3): 159-168.

[98] ANDERSEN B L, DERUBEIS R J, BERMAN B S, et al. Screening, Assessment, and Care of Anxiety and Depressive Symptoms in Adults With Cancer: An American Society of Clinical Oncology Guideline Adaptation[J]. J Clin Oncol, 2014, 32(15): 1605-1619.

[99] SAXTON J M, SCOTT E J, DALEY A J, et al. Effects of an exercise and hypocaloric healthy eating intervention on indices of psychological health status, hypothalamic-pituitary-adrenal axis regulation and immune function after early-stage breast cancer: a randomised controlled trial[J]. Breast Cancer Res, 2014, 16(2): R39.

[100] ATAIE-KACHOIE P, POURGHOLAMI M H, RICHARDSON D R, et al. Gene of the month: Interleukin 6(1L-6)[J]. J Clin Pathol, 2014, 67(11): 932-937.

[101] ANISIMOV V N, BARTKE A. The key role of growth hormone-insulin-IGF-1 signaling in aging and cancer[J].

Crit Rev Oncol Hematol, 2013, 87(3): 201-223.

[102] CHHIBBER A, WOODY S K, RUMI M A K, et al. Estrogen receptor β deficiency impairs BDNF-5-HT$_{2A}$ signaling in the hippocampus of female brain: A possible mechanism for menopausal depression[J]. Psychoneuroendocrinology, 2017, 82: 107-116.

[103] YI J C, SYRJALA K L. Anxiety and depression in cancer survivors[J]. Med Clin North Am, 2017, 101(6): 1099-1113.

[104] KÖHLER O, BENROS M E, NORDENTOFT M, et al. Effect of anti-inflammatory treatment on depression, depressive symptoms, and adverse effects: a systematic review and meta-analysis of randomized clinical trials[J]. JAMA Psychiatry, 2014, 71(12): 1381-1391.

[105] MUSTIAN K M. Yoga as Treatment for Insomnia Among Cancer Patients and Survivors: A Systematic Review[J]. Eur Med J Oncol, 2013, 1: 106-115.

[106] ROLAND N J, ROGERS S N. Exercise interventions on health-related quality of life for cancer survivors[J]. Clin Otolaryngol, 2012, 37(5): 393-394.

[107] GARLAND S N, ROSCOE J A, HECKLER C E, et al. Effects of armodafinil and cognitive behavior therapy for insomnia on sleep continuity and daytime sleepiness in cancer survivors[J]. Sleep Med, 2016, 20: 18-24.

[108] ROSCOE J A, GARLAND S N, HECKLER C E, et al. Randomized Placebo-Controlled Trial of Cognitive Behavioral Therapy and Armodafinil for Insomnia After Cancer Treatment[J]. J Clin Oncol, 2015, 33(2): 165-171.

[109] JOHNSON J A, RASH J A, CAMPBELL T S, et al. A systematic review and meta-analysis of randomized controlled trials of cognitive behavior therapy for insomnia (CBT-I) in cancer survivors[J]. Sleep Med Rev, 2016, 27: 20-28.

[110] SIEGEL R L, MILLER K D, JEMAL A. Cancer statistice, 2019[J]. CA Cancer J Clin, 2019, 69(1): 7-34.

[111] FRIGENI B, PIATTI M, LANZANI F, et al. Chemotherapy-induced peripheral neurotoxicity can be misdiagnosed by the National cancer Institute Common Toxicity scale[J]. J Peripher Nerv Syst, 2011, 16(3): 228-236.

[112] HERSHMAN D L, LACCHETTI C, DWORKIN R H, et al. Prevention and management of chemotherapy-induced peripheral neuropathy in survivors of adult cancers: American Society of Clinical Oncology clinical practice guideline[J]. J Clin Oncol, 2014, 32(18): 1941-1967.

[113] BHATIA S. Role of genetic susceptibility in development of treatment-related adverse outcomes in cancer survivors[J]. Cancer Epidemiol Biomarkers Prev, 2011, 20(10): 2048-2067.

[114] ARGYRIOU A A, BRUNA J, MARMIROLI P, et al. Chemotherapy-induced peripheral neurotoxicity (CIPN): an update[J]. Crit Rev Oncol Hematol, 2012, 82(1): 51-77.

[115] PARSHALL M B, SCHWARTZSTEIN R M, ADAMS L, et al. An official American Thoracic Society statement: update on the mechanisms, assessment, and management of dyspnea[J]. Am J Respir Crit Care Med, 2012, 185(4): 435-452.

[116] BLOKE M, CHERRY N, ESMO Guidelines Committee. Treatment of dyspnoea in advanced cancer patients: ESMO

Clinical Practice Guidelines[J]. Ann Oncol, 2015, 26 Suppl 5: v169-v173.

[117] PAUS R, HASLAM I S, SHAROV A A, et al. Pathobiology of chemotherapy-induced hair loss[J]. Lancet Oncol, 2013, 14(2): e50-e59.

[118] ROSSI A, IORIO A, SCALI E, et al. Aromatase inhibitors induce 'male pattern hair loss' in women?[J]. Ann Oncol, 2013, 24(6): 1710-1711.

[119] BELUM V R, MARULANDA K, ENSSLIN C, et al. Alopecia in patients treated with molecularly targeted anticancer therapies[J]. Ann Oncol, 2015, 26(12): 2496-2502.

[120] ROSSI A, FORTUNA M C, CARO G, et al. Chemotherapy-induced alopecia management: clinical experience and practical advice[J]. J Cosmet Dermatol, 2017, 16(4): 537-541.

[121] DUNNILL C J, AL-TAMEEMI W, COLLETT A, et al. A clinical and biological guide for understanding chemotherapy-induced alopecia and its prevention[J]. Oncologist, 2018, 23(1): 84-96.

[122] KOMEN M M, BREED W P, SMORENBURG C H, et al. Results of 20-versus 45-min post-infusion scalp cooling time in the prevention of docetaxel-induced alopecia[J]. Support Care Cancer, 2016, 24(6): 2735-2741.

[123] CIGLER T, ISSEROFF D, FIEDERLEIN B, et al. Efficacy of scalp cooling in preventing chemotherapy-induced alopecia in brest cancer patients receiving adjuvant docetaxel and cyclophosphamide chemotherapy[J]. Clin Breast Cancer, 2015, 15(5): 332-334.

[124] VAN DEN HURK C J, VAN DEN AKKER-VAN MARLE M E, BREED W P, et al. Impact of scalp cooling on chemotherapy-induced alopecia, wig use and hair growth of patients with cancer[J]. Eur J Oncol Nurs, 2013, 17(5): 536-540.

[125] YOUNG A, ARIF A. The use of scalp cooling for chemotherapy-induced hair loss[J]. Br J Nurs, 2016, 25(10): S22, S24-S27.

[126] SHIN H, JO S J, KIM D H, et al. Efficacy of interventions for prevention of chemotherapy-induced alopecia: A systematic review and meta-analysis[J]. Int J Cancer, 2015, 136(5): E442-E454.

[127] BETTICHER D C, DELMORE G, BREITENSTEIN U, et al. Efficacy and tolerability of two scalp cooling systems for the prevention of alopecia associated with docetaxel treatment[J]. Supp Care Cancer, 2013, 21(9): 2565-2573.

[128] BRIONES T L, WOODS J. Chemotherapy-induced cognitive impairment is associated with decreases in cell proliferation and histone modifications[J]. BMC Neurosci, 2011, 12: 124.

[129] BARTON D L, BURGER K, NOVOTNY P J, et al. The use of Ginkgo biloba for the prevention of chemotherapy-related cognitive dysfunction in women receiving adjuvant treatment for breast cancer, N00C9[J]. Support Care Cancer, 2013, 21(4): 1185-1192.

[130] National Comprehensive Cancer Network. NCCN Clinical Practice Guidelines in Oncology (NCCN Guidelines®) — Breast Cancer[S]. Version 3. (2019-09-06)[2019-12-07].

[131] GANZ P A, LAND S R, GEYER C E Jr, et al. Menstrual history and quality-of-life outcomes in women with node-positive breast cancer treated with adjuvant therapy on the NSABP B-30 trial[J]. J Clin Oncol, 2011, 29(9): 1110-1116.

[132] HULVAT M C, JERUSS J S. Fertility preservation options for young women with breast cancer[J]. Curr Opin Obstet Gynecol, 2011, 23(3): 174-182.

[133] ZHOU Q, YIN W, DU Y, et al. Prognostic impact of chemotherapy-induced amenorrhea on premenopausal breast cancer: a meta-analysis of the literature[J]. Menopause, 2015, 22(10): 1091-1097.

[134] HSU H C, TSAI S Y, WU S L, et al. Longitudinal perceptions of the side effects of chemotherapy in patients with gynecological cancer[J]. Support Care Cancer, 2017, 25(11): 3457-3464.

[135] YATES P. Symptom Management and Palliative Care for Patients with Cancer[J]. Nurs Clin North Am, 2017, 52(1): 179-191.

[136] SHOEMAKER L K, ESTFAN B, INDURU R, et al. Symptom management: an important part of cancer care[J]. Cleve Clin J Med, 2011, 78(1): 25-34.